UNTERS MESSER ODER AUF DIE COUCH?

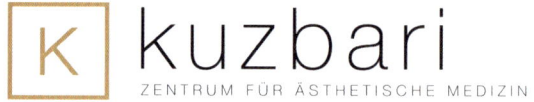

In Kooperation mit

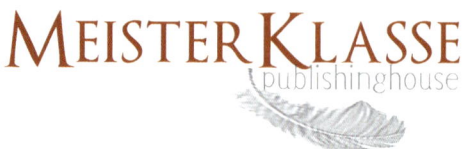

Unit of NAGYs Kommunikations GmbH, 3400 Klosterneuburg

ACTS Communication GmbH, 1160 Wien
Projektkoordination: Daniela Vogt

Alle Rechte vorbehalten.

Dieses Werk sowie alle seine Teile sind urheberrechtlich geschützt. Jegliche Verwendung außerhalb des Urhebergesetzes ist ohne ausdrückliche Zustimmung des Verlages unzulässig und strafbar. Dies gilt insbesondere für Vervielfältigungen, Übersetzungen, Mikroverfilmungen und Speicherung sowie Verbreitung in elektronischen Systemen.

Autor: Rafic Kuzbari; Herausgeber: Thomas J. Nagy
Fotos: Rainer Friedl; Canfield Scientific; Zeltiq: Eric Bachelor, Barry E. DiBernando
Layoutgestaltung: Max Mauthner (Cover), Thomas Maresch (Innenseiten)
Satz: Marion Bräuer, derAuer Grafik Buch Web
Druckerei: Ferdinand Berger & Söhne GmbH

ISBN: 978-3-9504480-0-9
Erste Auflage: September 2017

Aufgrund der leichteren Lesbarkeit wird in diesem Buch auf eine geschlechterunterscheidende Schreibweise verzichtet.

Bitte besuchen Sie uns auch im Internet:
www.kuzbari.at; www.meisterklasse.at

UNTERS MESSER ODER AUF DIE COUCH?

Inhalt

Anfangs wollte ich kein Ästhetischer Chirurg werden. ... 9

Schönheitschirurgie gibt es gar nicht. ... 13

Völlig durchgeknallt! ... 17

Schönheit – die Sehnsucht nach dem Ideal. ... 23

Schönheitssymbole und Tabus. ... 29

Über das Selbst- und Fremdbild: „Eigentlich bin ich ganz anders." ... 37

Körper, Geist und Seele – Harmonie oder Konflikt? ... 43

Ästhetische Medizin erfordert Teamarbeit. ... 47

Erwünschte Begleiterscheinungen:
Selbstwert, Selbstliebe und Selbstsicherheit. ... 51

Haben, Schein und Sein – der Weg zu sich selbst. ... 55

Altern in Würde. ... 61

Erwartungs- und Leistungsdruck als Stressoren. ... 65

12 Beispiele für Ästhetische Chirurgie. ... 69

   1. Endlich wieder frei durchatmen. ... 71

   2. Ich bin attraktiv und sehe nicht künstlich aus. ... 72

   3. So wollte ich nicht 60 Jahre alt werden. ... 74

   4. Traumatherapie durch Brustverschönerung. ... 76

   5. Ich schaue mich wieder gern im Spiegel an. ... 79

   6. Ästhetische Eingriffe sind wie Cocktails. ... 81

   7. Von der „Geierwally" zur neuen Nase. ... 83

   8. Erfolglosigkeit oder Schönheits-OP? ... 85

   9. Das bin doch nicht ich. ... 88

  10. Der falsche Lebenspartner hat Spuren hinterlassen. ... 91

  11. Der richtige Zeitpunkt ist wichtig. ... 93

  12. Ich habe zurückbekommen, was man im Laufe der Jahre
      ans Altern verloren hatte. ... 95

Despektierlich: von „Nasenbären" und „Hängetitten".	97
Beispiele für Behandlungen in der Ästhetischen und Plastischen Chirurgie.	101
Möglichkeiten und Grenzen minimal-invasiver Behandlungen.	103
Korrekturen altersbedingter Veränderungen des Lidgewebes.	109
Fadenlifting: temporäre Festigung des Hautgewebes durch eine minimal-invasive Behandlung.	111
Hals- und Facelifting bei fortgeschrittener Haut- und Bindegewebserschlaffung.	114
Eine schöne Nase ist unauffällig.	117
Die weibliche Brust ist ein Schlüsselsignal.	122
Die Behandlung von Fettpölsterchen mit nicht-invasiven und invasiven Methoden.	130
Qualitätskriterien für eine erfolgreiche Schönheitsoperation.	137
Checkliste für ein professionelles Beratungsgespräch.	141
Kostentransparenz als Qualitätsfaktor.	143
Sorgsamer Umgang mit Typveränderungen.	149
Ästhetische Operationen sind kein Sommerschlussverkauf.	153
Nicht jeder, der operieren darf, ist auch ein Plastischer Chirurg.	159
Wie wird mit Komplikationen umgegangen?	163
Die Angst vor der Narkose ist viel größer als das Risiko.	167
Wer bessert nicht zufriedenstellende Operationsergebnisse wieder aus?	171
Maskengesichter, Schlauchbootlippen und Mega-Brüste.	175
Kann der Wunsch nach Schönheit süchtig machen?	179
Unters Messer oder auf die Couch?	183
Das Kuzbari Zentrum: Maßarbeit statt Massenfertigung.	187
Danksagung	189
Kooperationspartnerübersicht	191
Quellenverzeichnis	203

Vorwort

Die Kongruenz zwischen Innen und Außen.

Eine Freundin von mir hat einen Hang zum Esoterischen, wie man sagt. Unter anderem war sie von einem mittlerweile verstorbenen philippinischen Geistheiler fasziniert. Bei ihm besuchte sie zahlreiche Seminare. Eines Tages unternahm sie mit dem Meister und einigen anderen Jüngern eine Reise nach Assisi, quasi zum heiligen Franziskus. Sobald sie angekommen waren, wurde sie vom Geistheiler gebeten, sich um ein Quartier zu kümmern. Beseelt von der Kombination der Heiligkeit des Ortes und der subjektiv erlebten spirituellen Ausstrahlung des von ihr verehrten Gurus, entschied sie sich, vorerst einmal zum Grabmal des heiligen Franz zu gehen und um ein gutes Quartier zu beten. Als sie dort selbstversunken kniete, so erzählte sie mir später, spürte sie eine sanfte Berührung an der Schulter. Sie drehte sich um – und wen sah sie? Ihren Meister. Der sagte zu ihrer Verblüffung, indem er Richtung Vorplatz der Kathedrale wies: „Das Touristenbüro ist aber dort, nicht hier!"

Reagieren wir angemessen auf unsere Probleme? Diese Geschichte zeigt, wie sehr wir manchmal dazu neigen – sagen wir einmal –, oberflächliche Probleme in der Tiefe lösen zu wollen, und wohl auch umgekehrt. Das Umgekehrte wird in diesem Buch sehr intensiv reflektiert.

Es geht um die Frage: Ich fühle mich in meiner Haut nicht wohl. Wann sollte ich mich um ein „Ja zu mir" bemühen, wann sollte ich an den Bedingungen arbeiten, dass das Ja zu mir leichter fällt? Immer geht es also um ein Ja, das wir zu uns selber sagen müssen, um uns wohlzufühlen. Die Ideologen der Oberflächlichkeit plädieren für das Nutzen der Möglichkeiten, koste es, was wolle. Denn das radikale Nutzen der Möglichkeiten ist ihrer Meinung nach der Schlüssel zum Glück. Die Ideologen der Tiefe, der sogenannten Natürlichkeit, plädieren für die einzige ihrer Meinung nach nachhaltige Variante des Glücks: sich nämlich mit der Wirklichkeit abzufinden und gleichsam bedingungslos glücklich zu sein.

Beide Ideologien erweisen sich als nicht haltbar, wenn man ehrlich das wirkliche Leben als Referenz betrachtet. Faktum ist, dass das Oberflächliche sehr wohl Ausdruck des Tiefen ist. Faktum ist auch, dass das Oberflächliche andererseits das Tiefe beeinflusst. Ein neudeutscher Ausdruck dafür ist Embodiment. Psychische Zustände beeinflussen den Körper, und Körperzustände beeinflussen psychische Zustände.

In einer Zeit, in der wir als Gesellschaft geneigt sind, den leeren Verheißungen einer materialistischen Konsumorientierung zu folgen, ist es natürlich im Falle der Praxis der Ästhetischen Chirurgie eine besonders wichtige Aufgabe, in jedem Einzelfall zu prüfen, ob die ärztliche Handlung wirklich zu Gunsten des Betroffenen einzuschätzen ist. Diese ethische Grundhaltung zieht sich wie ein roter Faden durch das Buch. So wird aus dem Entweder-oder ein Sowohl-als-auch. Das eine schließt das andere nicht aus, sondern sie implizieren einander. Nur ein integrativer Ansatz führt zu einer Medizin, die dem Menschen wirklich entspricht. Das gilt nicht nur, aber vielleicht im Besonderen für die Ästhetische Chirurgie, ist sie doch ein medizinisches Fach, das sich bezüglich der Indikationsstellung der Interventionen einer speziellen ethischen Herausforderung gegenübergestellt sieht.

Nicht wenige Patienten werden die Ästhetische Chirurgie in Anspruch nehmen wollen, weil sie sich selbst zum Objekt gemacht haben, das sie verschönern wollen. Es scheint ungünstig, dieser Tendenz nachzukommen. Uns selbst zum Objekt zu machen hat immer etwas Aggressives, Destruktives. Wenn sich jedoch der Veränderungswunsch im Menschen als Subjekt integriert hat, dann erzeugt der Chirurg Kongruenz zwischen Innen und Außen. Eine solche Handlung führt zu einer ganzheitlichen Heilung des Menschen.

Schönheit, auch das kommt in diesem Buch zum Ausdruck, ist eine unhinterfragbare, eine archaische Sehnsucht des Menschen. Wenn wir uns gerecht werden wollen in Bezug auf diese Sehnsucht, dann sollten wir uns ihr nicht nur von außen, sondern gleichzeitig auch von innen annähern. Dann entspricht unser Äußeres unserem Strahlen von innen. Dann sind wir schön.

Michael Lehofer

Prim. Univ.-Prof. DDr., Ärztlicher Direktor LKH Graz Süd-West;
Psychiater, Psychologe, Psychotherapeut

„Was ich mit den Lesern teilen möchte, ist meine Begeisterung für die Ästhetische Chirurgie. Tagtäglich erfahre ich, wie sich das Leben meiner Patienten durch einen chirurgischen Eingriff positiv verändern lässt."

Anfangs wollte ich kein Ästhetischer Chirurg werden.

Meine Kindheit habe ich in Damaskus und Beirut verbracht. Damals hätte ich nie gedacht, dass mich das Leben nach Österreich verschlagen würde, und schon gar nicht, dass ich eines Tages Plastischer Chirurg werde. Obwohl, die Biologie des Menschen hat mich schon immer fasziniert, und es stand bereits damals für mich fest, dass Arzt mein Traumberuf ist. Ich wollte unbedingt Chirurg werden, unmittelbar an vorderster Front gegen Krankheit und Leid kämpfen, große Operationen machen, Menschenleben retten.

Während meines Medizinstudiums in Wien habe ich mich für ein Praktikum auf der Herzchirurgie angemeldet, wurde aber gegen meinen Willen in der Abteilung für Plastische und Rekonstruktive Chirurgie der Universitätsklinik eingeteilt. Diese von mir nicht gewünschte Zuteilung hat mein Leben verändert. Dort sah ich zum ersten Mal Menschen, deren Aussehen durch Tumorerkrankungen, Unfälle oder angeborene Fehlbildungen entstellt war. Es fehlten ihnen die Nase, ein Ohr oder die Finger. Ihre Körperfunktionen waren beeinträchtigt, ihr äußeres und inneres Leiden war für jeden offensichtlich. Ich sah auch, wie die Plastischen Chirurgen mittels komplexer und lang dauernder Operationen das äußere Erscheinungsbild und die Körperfunktionen dieser Menschen wiederherstellen konnten. Die erzielten Verbesserungen waren nicht nur äußerlich, auch das seelische Leiden der Patienten wurde durch die Operationen gelindert. Die Menschen waren nach den Eingriffen glücklicher und selbstsicherer, ihre Augen glänzten wieder.

Bereits zwei Wochen nach Beginn des Praktikums änderte ich meine Zukunftspläne, ich wollte nur noch Plastischer Chirurg werden und nichts anderes mehr. Im Laufe meines Lebens als Plastischer Chirurg habe ich erlebt, was nicht nur die Wiederherstellungschirurgie, sondern auch die Ästhetische Chirurgie zu leisten imstande ist. Es wurde mir zunehmend bewusst, dass ich, indem ich den Körper von Menschen operiere, auch deren Seele mitbehandle. Die Ästhetische Chirurgie vollbringt viel mehr als eine Verbesserung des Aussehens des Gesichts oder des Körpers. Es geht um den ganzen Menschen, um Körper, Geist und Seele.

Meine Werkzeuge sind meist einfach: ein Skalpell, eine Schere und eine Pinzette. Damit kann ich Gewebe formen, Schönheit sowie jugendliches Aussehen wiederherstellen und auch manche Wünsche und Träume erfüllen. Ich weiß aber auch, wo meine Grenzen sind. Nicht jeder Wunsch lässt sich im Operationssaal verwirklichen, es gibt Sehnsüchte, für die die Couch eines Psychotherapeuten oder die Praxis eines kompetenten Coachs der geeignetere Platz wäre. Wenn ich das Gefühl habe, eine Schönheitsoperation stellt nur eine „Ersatzhandlung" dar, rate ich davon ab. Es sollte jedem Ästhetischen Chirurgen klar sein, dass er auch mit dem größten chirurgischen Geschick Patienten nicht glücklich machen kann, deren eigentliches Thema ihre Seele ist. Chirurgische Eingriffe sind nicht mit einem Friseurbesuch zu vergleichen. Operationen sind mit Risiken verbunden, jeder Schnitt mit dem Skalpell hat eine nachhaltige Auswirkung und muss daher reiflich überlegt werden. Unsere Patienten sollen möglichst nur positive „einschneidende" Erlebnisse haben.

Dieses Buch ist durch Gespräche mit dem Gesundheitswissenschafter und Systemischen Coach Dr. Thomas J. Nagy entstanden. Auf diese Weise ist es gelungen, medizinische und psychologische Standpunkte zu beleuchten. Uns war wichtig, ein Buch abseits der Klischees und der überzeichneten Auswüchse der Plastischen Chirurgie zu schreiben. Auf diese Art wollen wir Menschen erreichen, die vor einem ästhetischen Eingriff kompetente Antworten auf ihre Fragen suchen, um danach die für sie passendste Entscheidung zu treffen.

Mit zwölf Patienten hat Dr. Thomas J. Nagy Gespräche geführt, deren Inhalte anonymisiert wiedergegeben werden. Damit wird die Sichtweise der Menschen veröffentlicht, die bereits Erfahrungen mit der Plastischen Chirurgie gesammelt haben. Ihre Perspektiven gehen über medizinische Fragen hinaus und erlauben Einblicke in ihr emotionales Seelenleben.

Dieses Buch wurde so konzipiert, dass die einzelnen Kapitel auch durcheinander gelesen werden können. Jeder Leser kann sich so sein persönliches Interessengebiet heraussuchen.

Es gibt einige inhaltliche Redundanzen, die wir ganz bewusst nicht gestrichen haben, weil sie zum einen ein Thema aus verschiedenen Perspektiven beleuchten, zum anderen weisen sie wiederholt auf die Wichtigkeit bestimmter Punkte hin.

Anfangs wollte ich kein Ästhetischer Chirurg werden.

Was ich mit den Lesern teilen möchte, ist meine Begeisterung für die Ästhetische Chirurgie. Tagtäglich erfahre ich, wie sich das Leben meiner Patienten durch einen chirurgischen Eingriff positiv verändern lässt. Einen Beitrag dafür zu leisten macht auch mich glücklich.

Ästhetische Eingriffe sollten gut überlegt werden. Je besser Patienten informiert sind, desto einfacher ist die Operation samt Vor- und Nachbetreuung für alle. Überlegen Sie sich daher Ihre Fragen im Vorhinein genau. Vielleicht werde ich in diesem Buch einige davon beantworten.

Dr. Rafic Kuzbari

„Nicht jeder, der ästhetische Operationen vornehmen darf, ist in der Lage, diese auch gut durchzuführen."

Schönheitschirurgie gibt es gar nicht.

Bevor falsche Eindrücke geweckt werden, sei gleich am Beginn darauf hingewiesen, dass es weder die Schönheitschirurgie noch Schönheitschirurgen gibt. Beides sind Marketingbegriffe, die auf populäre Weise vermitteln wollen, dass es um die Schönheit geht, aber standesrechtlich gibt es die beiden Wörter gar nicht.

Die *Plastische Chirurgie* beschäftigt sich damit, die sichtbare Körperform wiederherzustellen oder zu verbessern. Dabei werden Eingriffe aus funktionellen und/oder ästhetischen Gründen von darin ausgebildeten Fachärzten durchgeführt. In Österreich gibt es das Fachgebiet der Plastischen, Ästhetischen und Rekonstruktiven Chirurgie. Plastische Chirurgie nimmt formverändernde oder wiederherstellende Eingriffe an Organen oder Gewebeteilen vor. Nur ein kleiner Teil der Tätigkeit fällt in das Gebiet, das als „Schönheitschirurgie" bezeichnet wird.

Die *Rekonstruktive Chirurgie* bemüht sich, die nach angeborenen Fehlbildungen, Unfällen, Tumorentfernungen und anderen traumatischen Ereignissen fehlenden oder verlorengegangenen Körperformen und -funktionen wiederherzustellen. Dazu gehören Defektdeckungen, Nervenverpflanzungen, Sehnenumlagerungen, Gewebeverschiebungen oder seit kurzem auch Verpflanzungen von Gliedmaßen oder Gesichtern von menschlichen Spendern. Diese Art chirurgischer Eingriffe kann auf eine jahrhundertelange Tradition zurückblicken.

Verbrennungschirurgie ist ein sehr spezifischer Teil des Fachgebietes, der sich im Rahmen der Rekonstruktiven Chirurgie mit der Akutversorgung sowie mit den Folgen von Verbrennungen beschäftigt.

Handchirurgie ist ein fächerübergreifendes Spezialgebiet (Plastische Chirurgie, Unfallchirurgie, Orthopädie), das sich mit Verletzungen, Fehlbildungen und Erkrankungen der Hand und des Arms beschäftigt.

Die *Mikrochirurgie* ist eine in der Plastischen Chirurgie häufig eingesetzte Technik. Unter Verwendung eines Operationsmikroskops werden kleinste Blutgefäße und Nerven genäht. Damit sind sowohl Replantationen amputierter Körperteile als auch Transplantationen verschiedener Gewebearten möglich.

Die *Ästhetische Chirurgie* befasst sich mit formverändernden Eingriffen, die primär nicht von funktionellen Gründen, sondern durch den Wunsch der Patienten nach einer Veränderung des Aussehens bestimmt sind. Dieser Bereich der Plastischen Chirurgie ist jener, der als „Schönheitschirurgie" bezeichnet wird. Auch dieser Fachbereich ist keine Erfindung des 20. Jahrhunderts, sondern wurde in Ansätzen bereits in der Renaissance und der frühen Neuzeit mit unterschiedlichem Erfolg angewendet.

Nicht nur Plastische Chirurgen führen Schönheitsoperationen durch, sondern auch andere Fachärzte, z. B. Mund-, Kiefer-, Gesichtschirurgen, Hals-Nasen-Ohren-Ärzte (Gesichts- und Nasenoperationen) oder Hautärzte. Gerade weil der Begriff „Schönheitschirurgie" aus werblicher Sicht so positiv besetzt ist, verwenden ihn die verschiedenen Fachärzte. Patienten fehlt oft der fachliche Durchblick.

Hilfreich ist ein Blick in das Bundesgesetz über die Durchführung von ästhetischen Behandlungen und Operationen.[1] Dort gibt es folgende Begriffsbestimmungen:

§ 3 ÄsthOPG:
„Ästhetische Operation" (ästhetische Chirurgie, ästhetisch-chirurgischer Eingriff, kosmetische Chirurgie, kosmetische Operation, Schönheitschirurgie, Schönheitsoperation): eine operativ-chirurgische Behandlung zur Herbeiführung einer subjektiv wahrgenommenen Verbesserung des optischen Aussehens oder der Verschönerung des menschlichen Körpers oder der ästhetischen Veränderung des körperlichen Aussehens einschließlich der Behandlung altersbedingter äußerlicher Veränderungen des Körpers ohne medizinische Indikation.

Wichtig ist auch, zu wissen, worum es sich bei einer medizinischen Indikation handelt:

Sie liegt vor, wenn die ästhetische Behandlung oder Operation unter Berücksichtigung der Lebensverhältnisse der Patientin (des Patienten) nach objektiven Kriterien notwendig ist, um Lebensgefahr oder die Gefahr einer Beeinträchtigung des Gesundheitszustands der Patientin (des Patienten) abzuwenden oder einen anatomischen oder funktionellen Krankheitszustand zu beseitigen und die Gefahr oder der Krankheitszustand nicht auf eine gelindere für die Patientin (den Patienten) zumutbare Weise abgewendet oder beseitigt werden kann.

Was alles unter ästhetischen Operationen zu verstehen ist, wird ebenfalls im Gesetz klar definiert:

§ 4 ÄsthOPG:
Auflagerungsplastik, Bauchstraffung (Abdominoplastik), Brauenkorrektur, Bruststraffung (Mastopexie), Brustvergrößerung (Mammaaugmentation) und Brustverkleinerung (Mammareduktion), Eigenfetttransfer (Lipofilling), Facelift (Rhytidektomie), Fettabsaugung (Liposuction), Gesäß-Modellierung, Gesichtsimplantate, Halslift, Kinnplastik (Genioplastik), Körperstraffung (Bodylift), Korrektur abstehender Ohren (Otoplastik), Lippenvergrößerung und Lippenaufpolsterung (Lippenaugmentation), Nasenkorrektur (Rhinoplastik), Oberarmstraffung (Brachioplastik), Oberlidkorrektur und Unterlidkorrektur (Blepharoplastik), Oberschenkelstraffung (Dermolipektomie), Penisvergrößerung, Stirnlift, Vaginoplastik und Labienplastik.

Im Gesetz ist auch definiert, wer berechtigt ist, ästhetische Operationen durchzuführen:

Fachärztinnen (Fachärzte) für Plastische, Ästhetische und Rekonstruktive Chirurgie, andere berechtigte Fachärztinnen (Fachärzte) sowie Allgemeinmedizinerinnen (Allgemeinmediziner), soweit sie hinsichtlich bestimmter Eingriffe über eine Anerkennung durch die Österreichische Ärztekammer verfügen, d. h. Kenntnisse, Fertigkeiten und Erfahrungen besitzen.

NAGY: Ästhetische Chirurgie ist eine Privatarztleistung, d.h. keine Leistung, die durch die Krankenkasse finanziert wird, sofern keine Funktionsstörung vorliegt, wodurch eine medizinische Indikation gegeben wäre. Man besucht eine Privatpraxis und muss dem Arzt oder der Ärztin vertrauen, dass er/sie sein/ihr Handwerk auch versteht. In Österreich kann man der Aufsichtspflicht der Ärztekammer vertrauen, doch im Ausland ist das nicht so einfach.

KUZBARI: Im Ausland haben es die Patienten schwer, die Kammerzugehörigkeit, die Qualifikation, die Zulassung usw. zu überprüfen. Damit soll nicht gesagt werden, dass es unter den ausländischen Kollegen viele unseriöse Anbieter gibt, doch es ist schwerer zu überprüfen, ob das eine oder andere schwarze Schaf darunter ist.

Generell muss festgehalten werden, dass nicht jeder, der ästhetische Operationen vornehmen darf, auch in der Lage ist, diese auch gut durchzuführen. Wir werden später noch genauer darauf eingehen, doch muss gleich anfangs darauf hingewiesen werden, dass nicht bloß die Fertigkeit, sondern das breite Repertoire an Techniken die Qualität eines Ästhetischen Chirurgen ausmacht.

„Ein grotesker Auswuchs oder eine missglückte Operation haben die Kraft, die gesamte Ästhetische Medizin ins Gerede zu bringen."

Völlig durchgeknallt!

Sie kennen bestimmt Medienberichte über Menschen, die sich tätowieren lassen, um danach wie ein Reptil, ein Teufel oder ein Ganzkörperpuzzle auszusehen. Silikoneinlagen werden am Rücken implantiert, um einen Kamm wie ein Drache zu haben, Hörner werden unter die Stirn platziert, Zungen werden gespalten. Kaum noch etwas erinnert an einen Menschen, das Aussehen weckt Assoziationen mit Phantasiefiguren. Über solche Freaks berichten Magazine natürlich besonders gerne.

Sie kennen auch Frauen, die so lange an sich operieren lassen, bis sie wie Barbie aussehen. Vielleicht erinnern Sie sich noch an jene französische Pornodarstellerin, die sich ihre Oberweite bis auf 130 Zentimeter vergrößern ließ. Auch ihre Lippen erreichten rekordverdächtige Ausmaße. Insgesamt ließ sie, wie man nachlesen kann, 22 plastische Eingriffe vornehmen. Als Motiv dafür nannte sie der Zeitung „Le Soir", sie könne nichts an sich ertragen, was natürlich sei. Mit 37 Jahren fand man sie tot in ihrer Wohnung, die genaue Todesursache konnte nie ermittelt werden. Sie sei am Gewicht der Silikonimplantate erstickt, mutmaßte der Anwalt ihres Mannes.

NAGY: Sind all diese Menschen völlig durchgeknallt?

KUZBARI: Auf alle Fälle wollen sie auffallen, indem sie sich von der Norm deutlich unterscheiden.

Was ist normal?

Als normal gilt, was den allgemeinen kulturellen und gesellschaftlichen Normen entspricht. Normen sind Erwartungen der Gesellschaft an das Verhalten und das Aussehen von Individuen. Alles, was davon abweicht, ist also nicht normal. Schnell sind in solchen Fällen kritische Stimmen der Mitmenschen zu hören, die eine Anpassung an die Norm fordern.

Wird eine psychische Störung diagnostiziert, werden Medikamente und/oder Psychotherapie verordnet. Was macht man, wenn das Problem nicht primär psychisch ist, sondern wenn Gesichtsmerkmale deutlich aus der Reihe tanzen, eine Disharmonie der Gesichtszüge offensichtlich zu erkennen oder das Gesicht gar entstellt ist? „Schönheitschirurgie" wird da nicht so einfach verordnet.

Rekonstruktive Eingriffe nach Unfällen oder Krankheiten werden gesellschaftlich akzeptiert, ästhetische Eingriffe „ohne medizinischen Grund" sorgen für polarisierende Diskussionen. Da gibt es die unterschiedlichsten Haltungen in der Öffentlichkeit. Die Korrektur einer offensichtlich schiefen Nase oder abstehender Ohren geht für die meisten Menschen völlig in Ordnung, wird eine große, schwere und den Bewegungsapparat belastende Brust verkleinert, hat man gegen diese medizinisch begründeten Eingriffe nur selten etwas einzuwenden, doch sobald die Brust vergrößert, Fett abgesaugt oder das Gesicht geliftet wird, betritt man für einige Menschen eine Tabuzone, über die man nicht so gerne sprechen will.

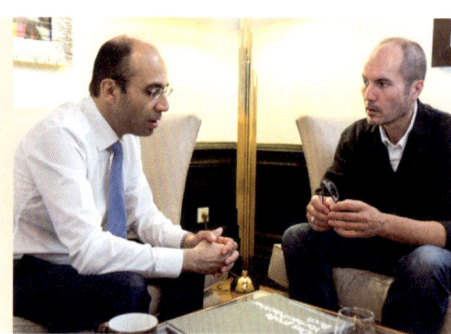

Das subjektive Wohlbefinden beschreibt das Gefühl des Glücks oder der Zufriedenheit im Leben.

Wir werden auch immer älter, doch niemand will alt sein.

Das ist die menschliche Natur, wir wollen alle lieber jung bleiben. Trotzdem sind verjüngende Eingriffe durch die Beseitigung körperlicher Alterserscheinungen gesellschaftlich noch immer nicht ganz akzeptiert. Man wirft Menschen, die sich dafür entscheiden, vor, sie könnten nicht in Würde altern. Ist das wirklich so? Meine Erfahrung zeigt, dass Menschen nicht die ewige Jugend suchen, sondern einfach nur schöner und auch würdevoll altern wollen.

Es geht aber nicht nur um die Optik, wesentlicher ist doch das subjektive Wohlbefinden.

Laut Weltgesundheitsorganisation ist Gesundheit der Zustand des völligen physischen, psychischen und sozialen Wohlbefindens. Gerade darum geht es auch in der Schönheitsmedizin, um das Wohlbefinden, die Harmonie zwischen äußerem Erscheinungsbild und innerem Ideal. Wir wollen anderen Menschen gefallen und freuen uns am guten Aussehen der anderen. Das ist ganz natürlich und vollkommen normal.

Geht es den operierten „Extremisten" auch um das Wohlbefinden?

All die anfangs erwähnten Beispiele entstellender Operationen sind seltene Auswüchse der Ästhetischen Chirurgie. Einige ganz wenige Fälle werden aufgegriffen und in der Öffentlichkeit breit präsentiert. Unter zehntausenden Patienten sind das nur sehr wenige Einzelfälle. In der Medienberichterstattung hat man jedoch den Eindruck, als würde sich der Wahnsinn breitmachen. Die vielen geglückten Operationen sind keine Sensationsnachricht wert, ein grotesker Auswuchs oder eine missglückte Operation haben die Kraft, die gesamte Ästhetische Medizin ins Gerede zu bringen.

Aber trotz meiner kritischen Distanz solchen Eingriffen gegenüber bin ich sicher, dass die operierten Menschen auch auf der Suche nach einer persönlichen Befriedigung sind. Bedenklich ist allerdings, dass ihre irregeleiteten Wünsche praktisch umgesetzt wurden.

Man sagt, psychisch gesunde Menschen machen nichts, um sich selbst zu schaden, zu gefährden oder unglücklich zu machen. Demnach haben auch Menschen, die sich extremen Körperveränderungen durch Operationen unterziehen, einen guten Grund dafür.

Generell betrachtet stelle ich bei meinen Patienten immer wieder dieselben Motive fest: den Wunsch, einen Makel zu beheben, und die Sehnsucht nach Wohlbefinden und Glück. Ich sehe tatsächlich, dass die überwiegende Mehrzahl meiner Patienten nach einer Behandlung glücklicher ist als zuvor.

Menschen, die sich extrem operieren lassen, haben ein Problem mit ihrer Selbstwahrnehmung. In der Fachsprache spricht man von einer „Dysmorphophobie". Sie sind der festen Überzeugung, von einem körperlichen Defekt betroffen zu sein, schämen sich gegenüber ihren Mitmenschen und leiden oft auch unter sexuellen Hemmungen. Ihr Selbstwertgefühl ist gestört. Man könnte diese Leute unendlich oft und auch mit den besten Methoden operieren, zufrieden oder gar glücklich würden sie dadurch nicht. Solche Menschen leiden unter einer offiziell anerkannten Krankheit, die professionell behandelt werden muss.

Kommen solche Extremfälle in der Praxis oft vor?

Nein, sie sind selten. Auf jeden Fall gehören sie nicht operiert, sondern psychologisch bzw. psychiatrisch behandelt.

Sind Schönheitsoperationen zum Großteil selbst gewollt, oder macht manchmal der Partner Druck?

Selten, aber doch kommt es vor, dass der Partner Druck ausübt. Es kommt auch vor, dass der Freundeskreis Druck ausübt, z. B. bei Brustvergrößerungen, wenn eine Frau ein möglichst großes Silikonimplantat haben möchte, um mit der operierten Oberweite der Freundin mitzuhalten oder diese sogar zu übertrumpfen. In solchen Fällen ist es die Aufgabe des seriösen Chirurgen, die Sinnhaftigkeit solcher Überlegungen in Frage zu stellen.

Hie und da kommt es auch vor, dass Frauen aus eigenem Antrieb durch eine Schönheitsoperation eine problematische Beziehung retten wollen. Ist die Beziehung kaputt, kann sie weder durch ein Facelifting noch durch ein Brustimplantat gerettet werden. Auch in solchen Fällen ist eine Operation nicht sinnvoll. Es ist besser, die Partnerschaft zu überdenken und sich vielleicht an einen Paartherapeuten zu wenden.

Gibt es Rahmenbedingungen, die für Sie einen ästhetischen Eingriff als unbedenklich erscheinen lassen?

Vier Dinge sind wesentlich:
Erstens: Der Wunsch nach einem Eingriff muss vom Patienten selbst stammen.
Zweitens: Die Motive dafür müssen für den Chirurgen klar nachvollziehbar sein.
Drittens: Die gewünschte Veränderung muss sich im natürlichen, gesellschaftlich akzeptierten Rahmen bewegen.
Viertens: Gesundheit und Wohlbefinden dürfen durch den Eingriff nicht beeinträchtigt werden.

Was die anderen Leute dazu sagen, ist nicht relevant?

Meine Patientinnen und Patienten sind eigenverantwortliche, erwachsene, mündige und psychisch nicht beeinträchtigte Menschen, die sich der Tragweite ihrer Entscheidungen bewusst sind. Wir sprechen im Vorfeld über mögliche Reaktionen der Öffentlichkeit, doch meine Profession ist das Handwerk des Chirurgen, es gehören weder der psychische Bereich noch die sozialen Dimensionen zu meinen Kernkompetenzen. In der Öffentlichkeit gibt es sicher die zwei Extrempositionen: für und gegen die Ästhetische Medizin. Der Großteil liegt aber, wie bei einer Gaußschen Glocke, irgendwo im Mittelfeld, wo ein breiter Meinungsbildungsprozess stattfindet. Aus dieser gesellschaftlichen Auseinandersetzung heraus bilden sich wiederum die sozialen Normen.

Völlig durchgeknallt!

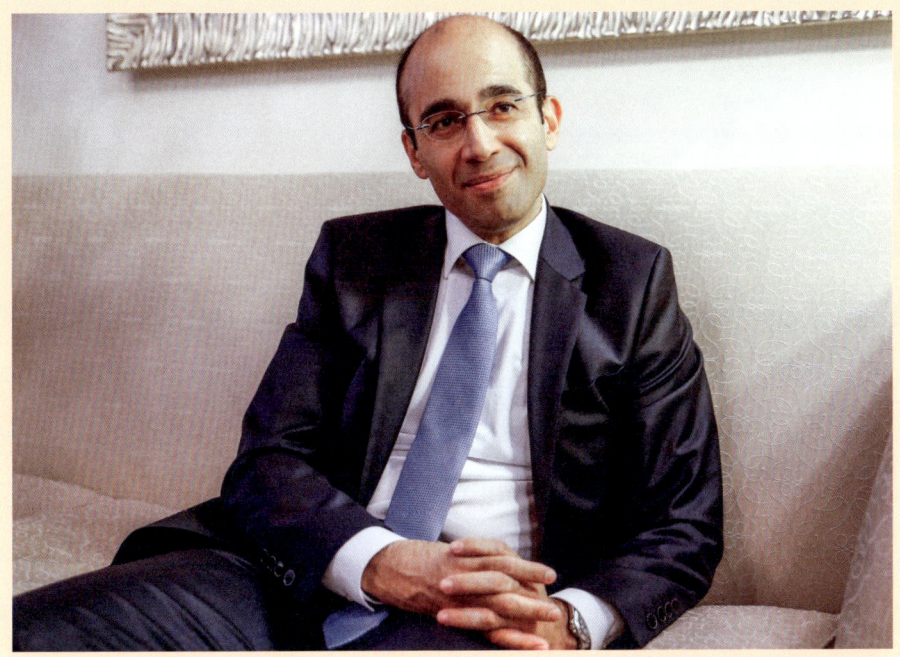

Dr. Rafic Kuzbari ist Facharzt für Plastische, Ästhetische und Rekonstruktive Medizin sowie Gründer des gleichnamigen Kuzbari Zentrums für Ästhetische Medizin in Wien.

Er gilt europaweit als Kapazität in der Plastischen Chirurgie, insbesondere im Bereich der Gesichtschirurgie, und verfügt über eine mehr als 20-jährige Berufserfahrung.

Er hat in Wien studiert, war interimistischer Leiter der Abteilung für Plastische Chirurgie am Wiener Wilhelminenspital und ist Mitglied zahlreicher hochangesehener wissenschaftlicher Fachgesellschaften.

Im Laufe seiner klinischen Tätigkeit hat er mehrere neue Operationsmethoden entwickelt und viele wissenschaftliche Arbeiten publiziert. Er ist weltweit als Referent auf ärztlichen Kongressen gefragt.

„Niemand läuft mit Zirkel und Maßband herum, um die Schönheit eines Menschen zu beurteilen."

Schönheit – die Sehnsucht nach dem Ideal.

NAGY: „Schönheit liegt", so meint das Sprichwort, „im Auge des Betrachters." Gleichzeitig gibt es Schönheitsideale, die angestrebt werden. Doch kaum glaubt man, ihnen näher gekommen zu sein, ändert sich die Mode. Ist das wirklich so, oder sind Schönheitsideale stabiler, als wir denken?

KUZBARI: Es gibt eine absolute, allgemeingültige Schönheit. Das sind zum Beispiel die Kunstwerke, die auch hunderte Jahre nach ihrem Entstehen als schön gelten, z. B. Raffaels „Sixtinische Madonna" oder Michelangelos David.

Andererseits gibt es auch regionale Unterschiede. Früher kam es darauf an, aus welchem Teil der Welt das Auge des Betrachters stammte. Durch die Globalisierung nähern sich die kulturellen Ideale jedoch immer mehr an. Westliche Ideale aus Hollywood-Produktionen werden weltweit nachgeahmt.

Betrifft es auch die Brustgröße?

Wir wissen aus internationalen Kongressen, dass südamerikanische Frauen allgemein eher kleinere Brüste bevorzugen, während in manchen US-Bundesstaaten „Big Cup Sizes" als sexy gelten. Der „Think big"-Gedanke gilt dort auch für die Oberweite. Bei der Brust wird es aber auch allmählich zu einer Angleichung der Geschmäcker kommen.

Marilyn Monroe wollte, so erzählt eine Anekdote, auf ihrem Grabstein „37–23–36" stehen haben. Das waren nicht ihre Telefonnummer, sondern ihre Körpermaße. In Zentimeter umgerechnet, wären das 94–58–91 gewesen.

Das ideale Taille-Hüfte-Verhältnis ist wichtig, auch wenn die absoluten Zentimeterzahlen in verschiedenen Kulturen unterschiedlich sind. Als schön werden evolutionär vorteilhafte Eigenschaften beurteilt. Ein großer Busen oder ein breites Becken sind archaische Zeichen für Fruchtbarkeit. Weibliche Kurven und Rundungen werden vielleicht deswegen unbewusst als schön empfunden. Symmetrie ist ein weiteres Zeichen von Gesundheit und daher auch von Schönheit.

Unters Messer oder auf die Couch? — Ästhetische Medizin und Psyche

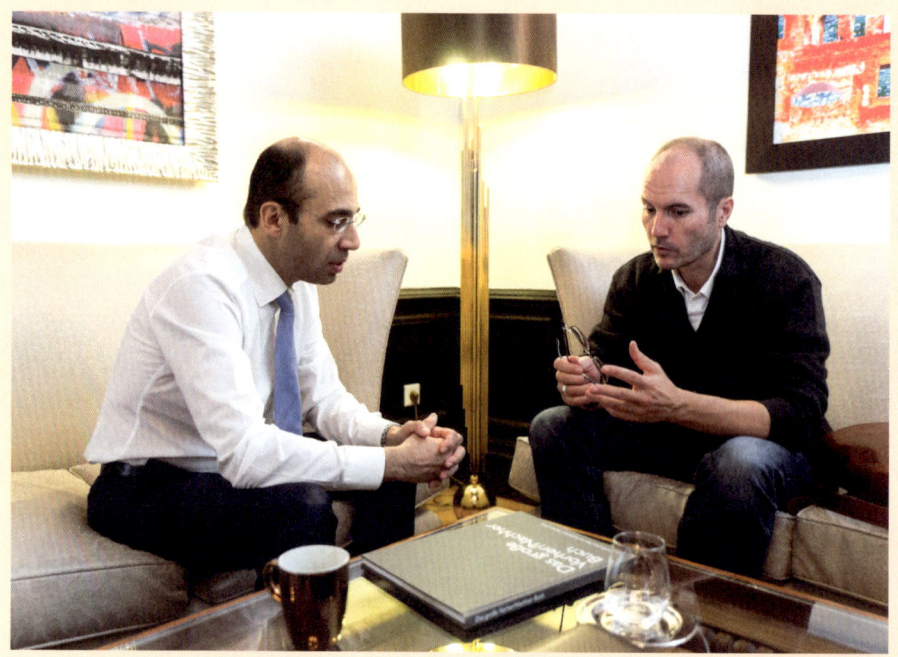

Dr. Thomas J. Nagy hat an der Wirtschaftsuniversität Wien studiert und hat Studienabschlüsse als Systemischer Coach und Gesundheitswissenschaftler.

Zu seinen Schwerpunkten gehören Themen wie Stress- und Burnout-Prävention, Betriebliches Gesundheitswesen, Change Management, Unternehmenskultur oder auch Vorbildwirkung.

Er hat mehrere Lehraufträge, ist Keynote-Speaker, Buchautor sowie Moderator von Gesundheitstalks.

Der britische Naturforscher Sir Francis Galton, ein Cousin Charles Darwins, versuchte im 19. Jahrhundert, durch fotografische Mehrfachbelichtungen von Gesichtern, „Kompositionsfotografie" genannt, bestimmte physiognomische Merkmale von Verbrechern zu erkennen. Das Ergebnis zeigt ein durchschnittliches Ideal-Gesicht, das als schön, weil unauffällig bezeichnet werden kann.[2]

Die Physiognomik versucht, von den äußeren Merkmalen, z. B. eines Gesichtes, auf den Charakter eines Menschen zu schließen. Dieser Ansatz ist nicht nur umstritten, ich bin davon überzeugt, dass es unmöglich ist, anhand der Nase, des Mundes oder der Ohren auf das Wesen, auf den Charakter eines Menschen zu schließen.

Die Pathognomik beschäftigt sich wiederum mit der Deutung von seelischen Zuständen aus der Mimik. Affekte zeigen sich ja bekanntlich an der Oberfläche des Gesichtes, und wir neigen dazu, aus den Gesichtsbewegungen unserer Mitmenschen unbewusst Rückschlüsse auf deren Gemüt zu ziehen. Unsere Mimik ist allerdings zum Teil genetisch vorprogrammiert, manche Menschen wirken daher besorgt oder grantig, obwohl sie es gar nicht sind. Sie sind sozusagen Gefangene ihrer genetischen Programmierung. Da kann die Ästhetische Medizin mit Hilfe von Botulinumtoxin-Behandlungen helfen, die Mimik in Einklang mit dem Gemüt zu bringen.

Charles Darwin schrieb das Werk „Der Ausdruck der Gemütsbewegungen beim Menschen und den Tieren"[3], und der US-amerikanische Anthropologe und Psychologe Paul Ekman[4] setzte die neurokulturelle Theorie der Emotionen fort. Er schuf eine psychologisch orientierte Klassifikation der Gesichtsausdrücke, die von allen Menschen kulturübergreifend in gleicher Weise erkannt und ausgedrückt werden. Die sieben Basisemotionen Wut, Ekel, Furcht, Verachtung, Traurigkeit, Überraschung und Fröhlichkeit werden durch 43 Gesichtsmuskeln in rund 10.000 Gesichtsausdrücken, bei denen die Augen eine wichtige Rolle spielen, dargestellt. Wie kann man in der Ästhetischen Chirurgie die Augen beeinflussen?

Augen sind der Spiegel der Seele und können als Kommunikationsorgan viel ausdrücken. Die Ausstrahlung der Augen kann aber mit zunehmendem Alter durch die Erschlaffung des Gewebes der Lider und der Augenbrauen verlorengehen. Die Menschen klagen dann, dass sie müde und energielos wirken, obwohl sie sich gar nicht so fühlen. In solchen Fällen kann durch eine chirurgische Straffung des Gewebes die Dissonanz zwischen Lebensgefühl und Aussehen beseitigt werden.

Bei Gesichtern kommt es auch auf die Proportionen an. Was sind da die Idealmaße?

Bei Gesichtern gibt es den sogenannten „goldenen Schnitt".[5] Demzufolge sollte der Abstand zwischen Augen und Mund 36 Prozent der Gesichtslänge betragen. Und der ideale horizontale Abstand zwischen den Augen liegt bei 46 Prozent der Gesichtsbreite. Diese Proportionen entsprechen wieder dem durchschnittlichen Gesicht, sie können als größter gemeinsamer Nenner angesehen werden. Obwohl der goldene Schnitt ein guter Richtwert ist, sollte man ihm nicht blind folgen. Es gibt viele Gesichter, die von den idealen Proportionen deutlich abweichen und trotzdem charmant und attraktiv sind.

Damit wären wir wieder bei den Doppelbelichtungen der Verbrechergesichter angelangt. Mir fällt zu den Proportionen aber auch Leonardo da Vincis Darstellung des „homo vitruvianus", des idealen Menschen, ein, eine Skizze aus seinem Tagebuch, die um 1490 entstand.

Die Skizze zeigt Leonardos Interesse an Körperbau und den Proportionen des Menschen und verkörpert gleichzeitig auch die Ästhetik der Renaissance. Der Text dazu stammt allerdings nicht von da Vinci, sondern vom römischen Architekten Vitruvius, der in seinem Werk „Zehn Bücher über Architektur" schrieb: *„Ferner ist natürlicherweise der Mittelpunkt des Körpers der Nabel. Liegt nämlich ein Mensch mit gespreizten Armen und Beinen auf dem Rücken und setzt man die Zirkelspitze an der Stelle des Nabels ein und schlägt einen Kreis, dann werden von dem Kreis die Fingerspitzen beider Hände und die Zehenspitzen berührt. Ebenso, wie sich am Körper ein Kreis ergibt, wird sich auch die Figur eines Quadrats an ihm finden. Wenn man nämlich von den Fußsohlen bis zum Scheitel Maß nimmt und wendet dieses Maß auf die ausgestreckten Hände an, so wird sich die gleiche Breite und Höhe ergeben wie bei Flächen, die nach dem Winkelmaß quadratisch angelegt sind."*[6]

All das ist in der Theorie schön und gut, hat aber im Alltag eines Ästhetischen Chirurgen wenig Relevanz. Niemand läuft mit Zirkel und Maßstab herum, um die Schönheit eines Menschen zu beurteilen.

Apropos Renaissance: Damals galt ein Doppelkinn als sexuell attraktiv, heute wäre dieses ein Behandlungsfall beim Ästhetischen Chirurgen.

Auch im Barock galten üppige Formen als Ideal. Generell kann man sagen, gerade dann, wenn Zeiten wirtschaftlich schlechter sind, ist Üppigkeit gefragt. Sie zeigt, dass man sich was leisten kann, dass man genug Nahrung hat, gesund ist und diese genießen kann. Heute ist es umgekehrt, sozial schwache Schichten ernähren sich unausgewogener, weshalb sie eher übergewichtig sind. Eine vitale, sportliche, kräftige, durchtrainierte Figur ist ein Statussymbol unserer Zeit, die zeigt, dass man es sich leisten kann – finanziell und auch zeitlich –, etwas für seine Fitness zu tun.

Was sind die Motive für den ausgeprägten Körperkult unserer Zeit? Ist es nur der Narzissmus?

Gelegentlich sind es vielleicht narzisstische Motive, doch geht es bei den meisten Menschen um das subjektive Wohlbefinden und um die Harmonie des Aussehens. Schon als Kind lernen wir, uns von unserer besten oder schönsten Seite zu präsentieren und uns anständig zu kleiden. Schön auszusehen ist ein dem Menschen immanentes Streben, das uns seit eh und je motiviert hat.

Der griechische Philosoph Platon[7] lässt in einem Dialog die Priesterin Diotima zu Sokrates sagen, dass jeder Mensch schöne Körper grundsätzlich mehr willkommen heißt als hässliche.

Schönheit steht für Platon in Verbindung zum Göttlichen und sorgt für Freude und Offenheit. Laut ihm entdeckt der Mensch zunächst seinen eigenen schönen Körper, später sieht er die Schönheit auch bei anderen. Die Liebe zur Schönheit übersteigt in der Folge das Körperliche und sucht die Schönheit in den Seelen. Dazu gehören schöne Gespräche, schöne Tätigkeiten, Sitten und Gesetze. Der Mensch entdeckt, dass alles Schöne miteinander verwandt ist. Höchste Stufe und Vervollkommnung ist zuletzt die Bewunderung der Schöpfung, welche allem Schönen zugrunde liegt.

Das Streben nach Schönheit ist also nichts Verwerfliches, sondern eine allgemeine Sehnsucht auf unterschiedlichsten Gebieten. Das Edle des Menschen zeigt sich auch in seinem Aussehen und in seiner Ausstrahlung. Hier liegt ein starkes Motiv bei meinen Patienten, dafür auch etwas zu tun.

„Mit Freunden und Bekannten wird immer öfter über Schönheitschirurgie und deren Ergebnisse gesprochen."

Schönheitssymbole und Tabus.

Samson war ein Held des Alten Testaments.[8] Als Auserwählter Gottes war er mit unbesiegbarer Kraft ausgestattet, solange er sein langes Haar trug. Mit wehender Mähne bezwang er wiederholt die Philister, ein Volk, das im 12. Jahrhundert v. Chr. die Küste des historischen Palästinas bewohnte. Eines Tages offenbarte er seiner philistäischen Geliebten Delilah den Grund für seine Unbezwingbarkeit. Diese verriet das Geheimnis an ihre Landsleute, die Samson daraufhin sein Haar schoren, wodurch auch seine Kräfte schwanden, ihn gefangen nahmen und blendeten. Doch die Haare wuchsen nach, und auch die Kräfte kehrten wieder. Ein letztes Mal kämpfte er gegen die Philister, indem er ihren Tempel zum Einsturz brachte und dabei 3.000 Feinde mit sich in den Tod riss.

NAGY: Haare sind ein sehr kraftvolles Schönheitssymbol in allen Kulturen. Der Vorteil ist, dass man dabei Gestaltungsfreiheit besitzt und verschiedenste Botschaften vermitteln kann.

KUZBARI: Langes, kräftiges und glänzendes Haar vermittelt einen gesunden Eindruck, was wiederum für die sexuelle Selektion wichtig ist. Krieger der Antike trugen, so wie Samson, ihr langes Haar offen, um dadurch ihre Stärke zu unterstreichen. In der Tierwelt trägt der Löwe eine Mähne, und auch das Pfauenrad dient dazu, dass sich das Tier größer, kräftiger und prachtvoller präsentiert. Langes Haar symbolisiert auch das Gefühl der Freiheit bzw. der Andersartigkeit, der Nonkonformität. Gleichzeitig wird auch Zügellosigkeit hineininterpretiert.

Kurzes Haar vermittelt Ordnung und Disziplin. Es zeigt an, Untergebener eines gesellschaftlichen Systems zu sein, der sich anpassen muss und sein Haar nicht wild wachsen lassen darf. Frauen tragen heutzutage kurze Haare als Zeichen der Rebellion gegen die klassischen Geschlechterrollen.

Albert Mannes[9] von der Wharton Business School fand 2012 heraus, dass Glatze gesellschaftlich für Größe, Achtung und Macht steht. Männer ohne Kopfhaar wirken dominanter und kräftiger, sie werden sogar um 2,5 Zentimeter größer eingeschätzt. Weitere Attribute sind Aggressivität, Männlichkeit, Wettbewerbsstärke und Erfolg. Und als Beweis dafür werden z. B. die

Schauspieler Sean Connery und Bruce Willis oder der Fußballtrainer Pep Guardiola genannt.

Ich bin mir aber sicher, dass sich all die Genannten, wenn sie gefragt würden, nicht für die Glatze, sondern für dichtes Haupthaar entscheiden würden.

Gibt es Möglichkeiten, effektiv etwas gegen Haarausfall zu tun?

Es kommt auf die Ursache an. Haarausfall kann das erste Symptom einer internistischen Erkrankung sein. Zunächst muss durch eine Untersuchung bei einem Hautarzt eine zugrundeliegende Erkrankung ausgeschlossen werden. Bei hormonell oder erblich bedingtem Haarausfall kann die äußerliche Anwendung von Produkten mit Minoxidil oder die Einnahme von Medikamenten, welche den Hormonhaushalt beeinflussen, helfen. Auch mit der PRP-Methode, bei der mit Wachstumsfaktoren angereichertes Eigenplasma in die Kopfhaut injiziert wird, sehen wir immer wieder Erfolge. Als Ultima Ratio, als letztes mögliches Mittel, kann durch eine gekonnt durchgeführte Haartransplantation ein natürliches Ergebnis erzielt werden.

Auch Lippen sind Schönheitssymbole. Volle Lippen werden oft als sinnlich wahrgenommen, denken wir nur an Brigitte Bardots Schmollmund oder an Angelina Jolie. Mit den Jahren schwindet die Fülle. Was kann man dagegen tun?

Dass die Lippen schmäler werden, liegt am Gewebeschwund im Rahmen des natürlichen Alterungsprozesses. Das Lippenrot zeigt kleine Fältchen, die immer schwerer mit Lippenstift abgedeckt werden können. Schmale Lippen wirken streng, herabhängende Mundwinkel werden als missmutig interpretiert, auch wenn die Menschen sich subjektiv gar nicht so fühlen.

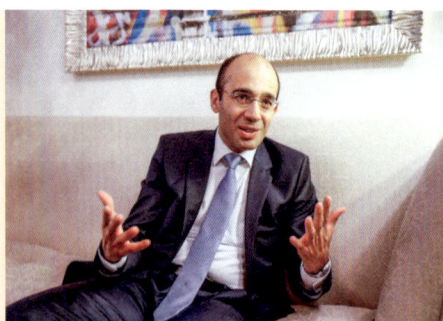

Die Darstellung eines Lippenpaares genügt meist, um den Gesichtsausdruck eines Menschen zu deuten.

Die effektivste Art, um voluminöse Lippen zu haben, ist die Lippenunterspritzung mit synthetischen Füllmaterialien wie Hyaluronsäure oder gelegentlich mit körpereigenem Fettgewebe. Dabei werden oft nicht nur die Lippen verschönert, sondern auch hängende Mundwinkel und kleinere Fältchen um den Mundbereich korrigiert.

Ich bitte meine Patientinnen, die früher schöne Lippen gehabt haben, Fotos aus jüngeren Jahren mitzubringen, an denen ich mich orientieren kann. Ziel einer solchen Lippenbehandlung ist es nicht, eine neue Lippenform zu schaffen, sondern die Fülle und Kontur früherer Jahre wiederherzustellen. Wird die natürliche Form rekonstruiert, fällt das attraktivere Gesicht auf, nicht aber die unterspritzten Lippen.

Was machen Sie, wenn jemand nur sehr schmale und konturlose Lippen hat?

Bei von Geburt an schmalen Lippen muss anders vorgegangen werden. Hier wird zwangsläufig eine neue Lippenform geschaffen. Um unnatürliche, offensichtlich unterspritzte Schlauchbootlippen zu vermeiden, müssen die natürlichen dreidimensionalen Lippenkonturen beachtet werden. Auch das natürliche Verhältnis zwischen der Größe der Ober- und Unterlippe muss beachtet werden. Was die Menge an verwendetem Füllmaterial angeht, ist zumindest bei den ersten Behandlungen Zurückhaltung gefragt. Weniger ist in solchen Fällen oft mehr.

Immer mehr Männer wagen den Schritt zum Schönheitschirurgen und lassen sich nicht nur Fett absaugen, sondern sich ein „Sixpack" schnitzen oder sich einen Brustmuskel bzw. einen Bizeps aus Silikon einpflanzen. Einige wollen zwar eine gute Figur haben, aber nichts dafür tun.

Sport und richtige Ernährung sind der Weg zu einer athletischen Körperkontur. Muskelaufbau bringt dabei einige Vorteile: Einerseits gilt ein muskulöser Körperbau besonders bei Männern als attraktiv, andererseits werden die Körperhaltung und damit das Auftreten günstig beeinflusst. Durch regelmäßiges Muskeltraining wird auch dem altersbedingten Schwund an Muskelmasse erfolgreich entgegengewirkt. Muskelgewebe verbrennt außerdem mehr Kalorien.

Natürlich gibt es auch die sogenannten Problemzonen, die hartnäckigem Training und Diäten widerstehen. Da kann die Ästhetische Medizin mittels Fettabsaugung oder nicht-invasiver „Kryolipolyse" *(Anm.: durch Kälte auflösen)* helfen.

In meiner Praxis sehe ich nur sehr wenige Männer, die Muskelimplantate aus ästhetischen Gründen wünschen. Letztere sind mit einer hohen Komplikationsrate behaftet und aus meiner Sicht nicht zu empfehlen. Unterentwickelte Muskelgruppen kann man meist mit gezieltem Muskeltraining aufbauen. Der Griff zu Anabolika in einem übertriebenen Muskelwahn sollte dabei auf jeden Fall unterbleiben. Nicht selten müssen wir Freizeitsportler mit einer weiblichen Brust als Folge von Anabolikamissbrauch operieren.

Nun zu einem delikateren Thema, das in Spam-E-Mails und Internetwerbung allzu oft präsent ist: der Penisvergrößerung.

Die Menschen leben immer freizügiger. In der Sauna, der Garderobe des Sportclubs und gelegentlich am Strand werden die Geschlechtsorgane offen präsentiert. Dort vergleichen manche Männer ihren Penis mit dem der anderen und fragen sich, ob sie von Mutter Natur ausreichend ausgestattet worden sind. Kein Wunder, dass die meisten Männer, die eine Penisvergrößerung in Erwägung ziehen, diese vor allem aus ästhetischen Gründen und nicht aus funktionellen Gründen wünschen. Studien zeigen allerdings, dass die meisten Männer, die einen solchen Eingriff wünschen, eine durchschnittliche Größe haben und diesen daher gar nicht benötigen.

Eine tatsächliche Untergröße, ein sogenannter Mikropenis, kommt selten vor und hat meist genetische oder hormonelle Ursachen. Diese müssen von einem Facharzt für Urologie begutachtet werden.

In den Medien werden viele nicht-invasive, minimal-invasive und chirurgische Methoden zur Vergrößerung und Verbreiterung des Penis propagiert. Die Effizienz der meisten dieser Methoden wurde nie belegt. Aufgrund der fehlenden wissenschaftlichen Grundlage werden im Kuzbari Zentrum keine Penisvergrößerungen durchgeführt.

Es gibt allerdings eine effiziente und sichere Methode für einen größer wirkenden Penis: Gewichtsabnahme. Wenn übergewichtige Menschen abnehmen, kommt der im Bauchfett versteckte Penis mehr zum Vorschein. Es ist zwar keine wirkliche Vergrößerung, wirkt aber wie eine solche. Manchmal kann auch eine Fettabsaugung in der Gegend um den Penis unterstützend helfen.

Dazu passt das Tabuthema „Schamlippenoperation".

Das ist leider immer weniger ein Tabu, denn immer mehr Frauen wünschen sich eine Verbesserung des Aussehens der Vulva und wenden sich mit ihrem Anliegen an einen Plastischen Chirurgen.

Bei deutlichen Abweichungen vom normalen Maß ist der Wunsch nach einer Veränderung nachvollziehbar. In solchen Fällen kann ein chirurgischer Eingriff sinnvoll sein. Meist wird eine Verkleinerung der inneren Schamlippen gewünscht. Es muss allerdings vor übertriebener Fokussierung auf die Ästhetik der Vulva gewarnt werden. Nicht jede minimale Abweichung muss korrigiert werden. Jeder operative Eingriff im Bereich der Schamlippen hinterlässt Narben und kann damit die Sexualfunktion potenziell beeinträchtigen.

Gibt es sonst noch Tabus?

Tabus, Themen, über die man nicht spricht, hängen von der Wertewelt der Patienten ab. Früher sind Frauen nach einer Operation oft wochenlang untergetaucht, bis die Schwellungen und blauen Flecken nicht mehr zu sehen waren. Ihrem Freundeskreis haben sie erzählt, sie seien auf Kur oder Urlaub gewesen. Heute ist Ästhetische Chirurgie für viele Menschen, vor allem in der Großstadt, kein Tabuthema mehr. Die Inanspruchnahme von Ästhetischer Medizin wird nicht als unzulässiges Schummeln, sondern als Hervorhebung bzw. Wiederherstellung der tatsächlichen eigenen Schönheit angesehen. Mit Freunden und Bekannten wird immer offener über Schönheitschirurgie und deren Ergebnisse gesprochen. Frauen zeigen ihren Freundinnen ungeniert die operierten Augenlider, gemeinsam werden geplante Eingriffe im Vorfeld und auch danach diskutiert. Ich hatte immer wieder Patientinnen in beruflich gehobener Position, die nach ihrer Gesichtsoperation gleich wieder arbeiten gegangen sind. Was die anderen dachten, war ihnen egal, denn sie haben den Eingriff ausschließlich für sich selbst vornehmen lassen und stehen auch dazu.

Prominente gehen da nicht unbedingt mit gutem Beispiel voran, wenn sie nach einem offensichtlichen Eingriff diesen mit fadenscheinigen Argumenten leugnen.

Prominente sind oft in einer besonderen Situation, denn ihr öffentliches Image muss nicht mit ihrem Selbstbild ident sein. Sie repräsentieren bestimmte Rollenklischees, sind der Held oder der Vamp und werden oft auch auf ihr körperliches Aussehen reduziert. Ihre Fans glauben, dass sie genetisch so gewachsen sind, wie sie in voller Maske vor die Kameralinse treten. Allein schon die Maske ist Fake, wird dann auch noch medizinisch nachgeholfen, haben sie und auch so manche Fans das Gefühl, das gute Aussehen sei erschummelt und erkauft worden. Weil es dann als „nicht echt" angesehen wird, obwohl es selbstverständlich echt ist, weil es ja real und keine abnehmbare Maske ist, fühlen sich manche getäuscht und betrogen. Und weil manche Fans die Wahrheit nicht hören wollen, werden sie damit auch nicht konfrontiert.

Vielleicht ließe sich das Problem leichter lösen, indem mehr prominente Vorbilder zu ihren ästhetischen Eingriffen stehen würden. Dann würden diese sicher auch ihre Besonderheit verlieren.

Das Ziel der Ästhetischen Medizin könnte unter anderem sein, die natürliche Schönheit der Menschen wiederherzustellen und die Spuren des Alterungsprozesses zu korrigieren, damit sich wieder Wohlbefinden einstellt. Es gibt aber auch Menschen, denen das nicht genug ist. Selbst kleine Typveränderungen sind ihnen zu wenig.

Es gibt Menschen, die eine gestörte Wahrnehmung des eigenen Körpers haben, die als Dysmorphophobie[10] bezeichnet wird. Die psychiatrische Definition dieser Störung ist eine wahnhafte Überzeugung, von einem körperlichen Defekt betroffen zu sein, verbunden mit der Scham gegenüber den Mitmenschen und sexuellen Hemmungen. Man hat das Gefühl, hässlich zu sein und für andere hässlich zu wirken, trotz normalen Aussehens. Das ist ein Krankheitsbild, bei dem Patienten unter dem hohen Belastungszustand leiden, dass ihr Körper nicht mehr das eigene Selbstwertgefühl unterstützt, sondern sich sogar störend auswirkt, indem er die sozialen Beziehungen begrenzt. Ich würde sagen, dass drei bis fünf Prozent der Menschen, die mich in meiner Praxis aufsuchen, davon betroffen sind, in den allermeisten Fällen sind es aber nur milde Formen der Dysmorphophobie.

Warum es zu solchen Störungen kommt, weiß man nicht, doch dürften biologische und soziokulturelle Faktoren dabei eine Rolle spielen. Meist werden das Gesicht und der Kopf als hässlich und entstellt empfunden, nur selten die Füße oder die Geschlechtsorgane. Menschen mit dieser Krankheit verbringen oft viele Stunden des Tages mit zwanghaften Handlungen, wie ihr Erscheinungsbild im Spiegel zu überprüfen oder sich zu schminken.

Diese Form der Unzufriedenheit mit dem eigenen Aussehen ist wohl kein Fall für die Ästhetische Medizin.

Menschen mit körperdysmorphen Erscheinungen sind meist uneinsichtig und fest davon überzeugt, tatsächlich enorm unattraktiv zu sein. Dadurch begeben sie sich oftmals sehr spät in psychologische Behandlung. Es gibt Chirurgen, die gelegentlich das zugrundeliegende psychische Problem dieser Menschen übersehen und operieren, doch das Ergebnis, so gut kann es gar nicht gemacht sein, wird niemals zur Zufriedenheit führen. Das sind „vergiftete Aufträge", die man gar nicht erst annehmen sollte.

Als Plastischer Chirurg kann ich diesen Menschen nicht helfen. Deshalb versuche ich, sie im Gespräch an Kollegen – Psychiater, Psychologen oder Psychotherapeuten – zu verweisen, doch stoße ich dabei rasch auf Widerstand. Anstatt die Psyche behandeln zu lassen, suchen diese Patienten nach Wegen, um einen Chirurgen zu finden, der dennoch operiert. Einen solchen werden sie irgendwann finden – leider.

Im Kreise Ihrer angloamerikanischen Kollegen gibt es ein Wort, das bei Plastischen Chirurgen die Alarmglocken läuten lässt: SIMON. Warum ist das so?

SIMON steht für „Single, Immature, Male, Over-expectant, and Narcissistic"[11] und beschreibt alleinstehende Männer mit überzogenen Erwartungen und einer unreifen, narzisstischen Persönlichkeit. Die Erfahrung zeigt, dass Patienten, die diese SIMON-Kriterien erfüllen, selten mit einer ästhetischen Operation zufriedenzustellen sind. Sie haben daran immer etwas auszusetzen und wünschen auch bei einem objektiv sehr guten Ergebnis Nachkorrekturen. Eine solche Situation ist verständlicherweise für den Chirurgen sehr frustrierend. Deshalb läuten bei SIMON-Patienten die Alarmglocken.

Dazu passt die satirische Geschichte, die man im Internet bei „The Huffington Post"[12] nachlesen kann. Nach dem Tod der Filmdiva Elizabeth Taylor haben ihre Erben in einem Sofa einen Stauraum entdeckt. Darin fand man eine Flasche Parfum, einen Text von Richard Burton, ein Redemanuskript des Präsidentschaftskandidaten John Warner – und Michael Jacksons Nase.

Ich weiß, dass manche Menschen Michael Jackson schon zu Lebzeiten wegen seiner Nasenoperationen belächelt und auch verspottet haben. Da ist wohl einiges schiefgelaufen, und das immer wieder, denn er wurde vielfach an der Nase operiert. Er war aber ein großer Künstler, dem man als solchem nach seinem Tod mit Respekt und nicht mit satirischen Geschichten begegnen sollte.

„Ich höre oft Sätze wie:
Warum habe ich den Weg zu Ihnen
so spät gefunden?"

Über das Selbst- und Fremdbild: „Eigentlich bin ich ganz anders."

Der österreichische Literat Ödön von Horváth schrieb in zwein seiner Werke diesen Satz: „Eigentlich bin ich ganz anders, nur komme ich so selten dazu." Er beschreibt sehr anschaulich, wie sich gar nicht so wenige Menschen fühlen: Vom Potenzial her besser, klüger, leistungsfähiger, schöner … aber die Umstände, die Rahmenbedingungen, der Stress lassen es nicht zu, der oder die zu sein, der oder die man eigentlich wäre oder sein könnte. Das in der Öffentlichkeit vermittelte Bild stimmt nicht mit dem Selbstbild überein. Eine solche Erkenntnis ist oft leidvoll, Selbstwert, Selbstsicherheit und Selbstbewusstsein können beeinträchtigt werden, Lebensqualität und Wohlbefinden sinken.

NAGY: Nach Unfällen, Erkrankungen, Fehlbildungen oder anderen traumatisierenden Vorfällen kann sich das Aussehen massiv verändern. In solchen Fällen ist die Plastische, die Rekonstruktive Chirurgie gefragt.

KUZBARI: Das ist das klassische Einsatzgebiet der Plastischen Chirurgie, die Wiederherstellung der normalen Anatomie und damit auch des normalen Aussehens. Meist wird dabei körpereigenes Gewebe von einer ästhetisch oder funktionell weniger kritischen Stelle des Körpers zur Rekonstruktion fehlender Strukturen verwendet. Zur Verpflanzung wird Haut beispielsweise aus versteckten Arealen hinter dem Ohr oder aus der Leiste entnommen. Nerven und Sehnen können aus dem Unterschenkel, Muskeln aus dem Oberschenkel, Knochen aus dem Becken entnommen werden. Das sind nur einige wenige Beispiele, die Möglichkeiten sind sehr vielfältig.

Je nach Komplexität des Falles werden eine Gewebeart oder eine Kombination verschiedener Gewebearten bei der Wiederherstellung verwendet. Durch den Einsatz der Mikrochirurgie können auch größere Gewebestücke erfolgreich verpflanzt werden. So kann ein fehlender Lachmuskel durch mikrochirurgische Verpflanzung eines Oberschenkelmuskels wiederhergestellt werden.

Das klingt alles viel spannender, als man als Laie vermutet.

Die Plastische Chirurgie ist ein dynamisches Fach, in dem ständig geforscht wird. So wurden die angewendeten Techniken im Laufe des vergangenen Jahrzehnts enorm weiterentwickelt. Die aktuellste Entwicklung, die in der breiten Presse für Schlagzeilen gesorgt hat, war im Jahr 2005 die erste Gesichtstransplantation. Damals hatten französische Chirurgen bei einer 38-jährigen Frau, deren Gesicht nach einem Hundeangriff entstellt war, dieses durch Verpflanzung des Gesichtes eines toten Spenders ersetzt. Viele weitere Gesichtstransplantationen folgten weltweit, und der Eingriff wird immer mehr zur Routine.

Diese Operationen bleiben allerdings Patienten mit schweren Entstellungen vorbehalten. Grund dafür ist die für die Verhinderung einer Abstoßungsreaktion erforderliche immunsuppressive Therapie, die schwere Nebenwirkungen wie lebensbedrohliche Infektionen, Organschädigungen und Krebs verursachen kann.

Sieht man nach einer Gesichtstransplantation so aus wie der Spender?

Nicht ganz, es hängt davon ab, wie viel vom Gesicht wiederhergestellt worden ist und ob die Gesichtsknochen mitverpflanzt wurden. Das Gesicht des Patienten schaut auf jeden Fall nach der Operation anders aus.

Hier passt die Aussage, dass jemand sein Gesicht verliert. An das neue Gesicht muss man sich erst gewöhnen, das innere Selbstbild und die äußere Erscheinung müssen erst in Einklang kommen. Da ist psychologische bzw. psychotherapeutische Begleitung wohl unerlässlich.

Bereits zuvor, wenn das Gesicht durch Verbrennungen, Verletzungen, Operationen schwer entstellt worden ist, brauchen Patienten psychologische Unterstützung, um mit der schweren Belastung zurechtzukommen. Eine psychologische Betreuung ist ein fixer Bestandteil des Behandlungsprotokolls einer Gesichtstransplantation. Aber auch bei einer Gesichtsrekonstruktion mit körpereigenem Gewebe, bei der wir uns am früheren Aussehen orientieren, gelingt mit den heutigen Techniken die Wiederherstellung des ursprünglichen Zustands oft nicht gänzlich. In solchen Fällen ist eine psychologische Begleitung ebenfalls sinnvoll.

Oft sind die Ursachen, zum Glück, nicht so traumatisch. Ich denke da z. B. an Glassplitterverletzungen oder an die Folgen von kleinen Tumorentfernungen.

In solchen Fällen gelingt es Plastischen Chirurgen sehr gut, das ursprüngliche Aussehen wiederherzustellen und meist unauffällige Narben zu hinterlassen.

Über das Selbst- und Fremdbild: „Eigentlich bin ich ganz anders."

Es gibt sicherlich auch zahlreiche Fälle, wo Menschen unter einer besonderen Nasenform oder einem anderen Makel leiden und sich von einer Schönheitsoperation Erleichterung erhoffen.

Davon gibt es sehr viele, das ist mein Alltag. Mir fällt spontan eine ältere Dame ein, die ihr Leben lang unter ihrer Nasenform gelitten hatte. Sie hatte keinen kleinen Höcker, sondern eine besonders große und auffällige Nase, die allgemein als hässlich zu bezeichnen wäre. Im Vorgespräch erzählte sie mir von ihren Problemen damit, dann beschrieb sie, welche Nase ihrem eigentlichen Selbstbild entsprechen würde. Natürlich muss man vorsichtig sein, wenn Menschen im fortgeschrittenen Lebensalter eine formverändernde Operation haben wollen, schließlich kennen ihre Verwandten und Freunde sie ein Leben lang nur mit dieser Nase. Mit Hilfe der 3-D-Computersimulation konnte ich aber sicherstellen, dass die Patientin verstand, welche radikale Veränderung – wenn auch Verbesserung – ihres Aussehens die von ihr gewünschte neue Nasenform bedeuten würde. Ich verstand, welche Nasenform sie sich wünschte, und wir konnten prüfen, wie gut die neue Nasenform zu ihrem Gesicht passen würde. Die Wünsche waren realistisch und auch realisierbar, daher habe ich auch die Behandlung angenommen. Nach der Operation strahlte die Dame vor Glück und meinte, sich das erste Mal in ihrem Leben „selbst im Spiegel zu sehen und zu erkennen". Das ist das Besondere und das Schöne an meinem Beruf, ich kann Menschen wirklich glücklich machen.

Mir fällt dazu eine Textzeile aus einem Lied von Annett Louisan ein, in der sie singt: „Geh mir weg mit deiner Lösung, sie wär' der Tod für mein Problem."[13] Gibt es auch solche Patienten?

Ja, die gibt es auch. Dabei handelt es sich um die bereits erwähnten Menschen, die unter Persönlichkeitsstörungen leiden und nur selten zufriedenzustellen sind. Sie besuchen nicht einen Plastischen Chirurgen, sondern viele. Dabei lernen sie und verbessern ihre Argumentation, bis sie einen finden, der bereit ist, sie zu operieren – und die Odyssee geht weiter.

Wie reagieren gesunde Menschen, wenn sie sich nach jahrelangem Überlegen dazu durchgerungen haben, einen ästhetischen Makel operativ zu korrigieren?

Ich höre oft Sätze wie: „Warum habe ich den Weg zu Ihnen so spät gefunden?" Und: „Hätte ich mich nur früher dazu entschlossen!"

Warum haben sie den Schritt nicht früher gewagt?

Viele Sachen machen ihnen Angst. Angst, dass sie nach einer Operation unnatürlich ausschauen, Angst, dass sie auffällige, hässliche Narben davontragen, Angst, dass ihnen ihr neues Spiegelbild fremd vorkommt oder nicht gefällt. Obwohl, wenn man sich von einem professionellen Team beraten und operieren lässt, die meisten dieser Ängste unbegründet sind.

Dann gibt es noch die Angst vor der Narkose. In den Medien wird nicht über die tausende gelungenen Operationen berichtet, die komplikationsfrei und erfolgreich durchgeführt wurden, sondern über den einen Fall, bei dem bei der Narkose ein Problem aufgetreten ist. Manche Patienten befürchten, dass sie während der Operation unbemerkt das Bewusstsein wiedererlangen und alles spüren oder dass sie gar nicht mehr aufwachen. Die Narkoserisiken sind bei gesunden Menschen äußerst gering. Das Fach der Anästhesie macht ständig Fortschritte, und die Allgemeinanästhesie ist für die Patienten sehr sicher und für den Organismus wenig belastend geworden.

Die Ästhetische Medizin hat auch große Fortschritte gemacht, nicht aber ihr Image. Woran liegt das?

In der Medizin gibt es aus gesellschaftlicher Perspektive wahrscheinlich zwei große Tabubereiche. Beim ersten geht es um die Psyche – niemand will ein „Psycho" oder gar „verrückt" sein. Deshalb haben psychiatrische Behandlungen auch ihre Imageprobleme. Ästhetische Behandlungen sind für viele Menschen ebenfalls ein Tabubereich. Es entscheiden sich zwar immer mehr Menschen dafür, aber nur wenige sagen auch öffentlich, dass sie etwas an sich haben machen lassen. Vor allem bei meinen älteren Patienten ist Diskretion wichtig, während die jüngeren viel offener mit dem Thema umgehen.

Vor diesem Hintergrund haben ästhetisch tätige Chirurgen im Vergleich zu anderen chirurgischen Fächern kein vorbehaltlos hohes Ansehen. Während die einen Menschenleben retten und in Arztromanen als Helden verherrlicht werden, werden die anderen als versnobte, nur durch Geld motivierte Ärzte dargestellt. Das Auftreten mancher Kollegen in den Medien trägt leider auch zu diesem Image bei.

Über das Selbst- und Fremdbild: „Eigentlich bin ich ganz anders."

Image ist der Gesamteindruck, den die Mehrzahl der Menschen von einem Meinungsgegenstand haben.

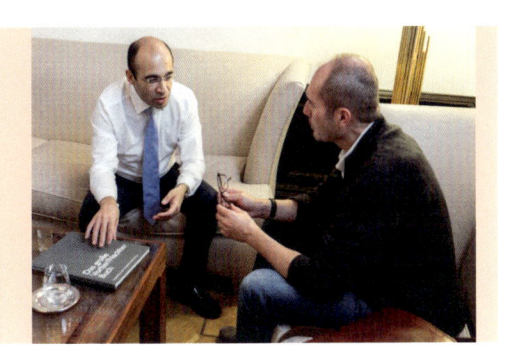

Entspricht dieses Klischee der Realität?

Der Alltag sieht ganz anders aus. Um auf die Probleme und Bedürfnisse ihrer Patienten eingehen zu können, bringen ästhetisch tätige Plastische Chirurgen ein hohes Maß an menschlicher Zuwendung auf. Für viele von uns ist die Hauptmotivation das gelungene Operationsergebnis und die Zufriedenheit der Patienten.

Es gibt einen Werbespot, in dem der Slogan lautet: „Natürlich ist das meine Haarfarbe." Haare dürfen in bunter Farbenpracht erstrahlen, und auch die ästhetische Zahnmedizin ist okay, wenn sie für ein strahlendes Lächeln sorgt. Doch wenn zum Skalpell gegriffen wird, gehen die Meinungen auseinander.

Vielleicht liegt es auch daran, dass man in den Medien nur die extremen Auswüchse zu sehen bekommt und die gut gelungenen, natürlich wirkenden Operationsergebnisse gar nicht wahrgenommen werden. Es heißt ja: „Only bad news is good news." Was mir allerdings viel wichtiger ist als das Ärzte-Image, ist das subjektive Wohlbefinden meiner Patienten, die nach einer gelungenen Operation wieder in Harmonie mit ihrem Erscheinungsbild und ihrer Körperwahrnehmung leben. Das macht sie glücklich, aber auch mich.

„Mir ist es wichtig, nachvollziehen zu können, weshalb ein ästhetischer Eingriff für den Patienten wichtig ist. Ich habe noch nie bedauert, eine Behandlung abgelehnt, wohl aber, eine solche durchgeführt zu haben."

Körper, Geist und Seele – Harmonie oder Konflikt?

Botulinumtoxin ist ein biologisches Gift, das die neuromuskuläre Übertragung vom Nerv auf den Muskel blockiert. In der Medizin ist „Botox" ein wertvolles Heilmittel, das praktische Anwendung in der Ästhetischen Medizin, aber auch in vielen anderen medizinischen Fachbereichen wie Neurologie, Physikalischer Medizin, Allgemeinchirurgie, Urologie usw. findet. Wissenschaftliche Studien haben sogar gezeigt, dass nach der Injektion von Botulinumtoxin – wie bei einer ästhetischen Behandlung von Stirnfalten – die Symptome einer Depression in den darauffolgenden Monaten deutlich zurückgegangen sind. Eine Botulinumtoxin-Behandlung von Stirnfalten kann somit den Gemütszustand der Menschen verbessern.[14]

Körper, Geist und Seele stehen in Wechselwirkung zueinander. Negative Gedanken sorgen für eine schlechte Stimmung und für Zornesfalten auf der Stirn. Der Blick in den Spiegel aktiviert wiederum Spiegelneurone im Gehirn, die ihrerseits für schlechte Gefühle und für noch tiefere Falten sorgen. Ein Teufelskreis hat begonnen. Andererseits haben Experimente ergeben, dass sich die Stimmung bei Menschen, die sich einen Bleistift zwischen die Zähne schieben und so gezwungenermaßen lächeln müssen, aufgrund dieser einfachen Intervention spürbar verbessert.[15] Zornesfalten, Schlupflider, Tränensäcke, hängende Backen oder Mundwinkel zeigen Wirkung – bei den Betroffenen ebenso wie in ihrer Umgebung. Auf den ersten Blick werden die Gesichter in den Köpfen der Menschen gescannt und schubladisiert: grantig, müde, unfreundlich, alt … So wie wir fremde Gesichter wahrnehmen, so begegnen wir auch den Menschen dahinter: grantig, lustlos, unfreundlich … Weil wir mit diesen negativen Gefühlen auf Menschen zugehen, reagieren diese negativ auf uns, und ein weiterer Teufelskreis beginnt.

NAGY: Ist das Gesicht der Spiegel der Seele? Zeigen hängende Backen und Mundwinkel zuverlässig an, dass es sich um Menschen mit solchen Charaktereigenschaften handelt?

KUZBARI: Ganz und gar nicht. Es sind oft fröhliche und kommunikative Menschen, die aber nicht so aussehen, weil ihr Gewebe erschlafft ist. Das merken die Menschen nicht sofort, die Veränderung passiert langsam und schleichend. Doch irgendwann ist sie ganz offensichtlich, und der Leidensdruck wird so stark, dass manche der Betroffenen etwas dagegen unternehmen wollen.

Als Plastischer Chirurg könnten Sie sagen, Psyche und Seele gehen Sie gar nichts an?

Chirurgen sind, könnte man meinen, primär Handwerker, die nur den Körper behandeln. Sie haben keine psychologische Ausbildung. Würde ich mich als Plastischer Chirurg darauf beschränken, würde ich zu kurz greifen, weil viele Menschen, die mit einem ästhetischen Problem zu mir kommen, auch einen gewissen psychischen Leidensdruck haben und weil ich sehe, welche positiven Veränderungen für Geist und Seele durch eine medizinische Intervention möglich sind. Das heißt, dass ich auch psychologische Aspekte berücksichtigen und auf die Psyche der Patienten bis zu einem gewissen Grad eingehen muss. Doch am Ende bin ich trotzdem nicht für die Behandlung psychischer Beschwerden zuständig.

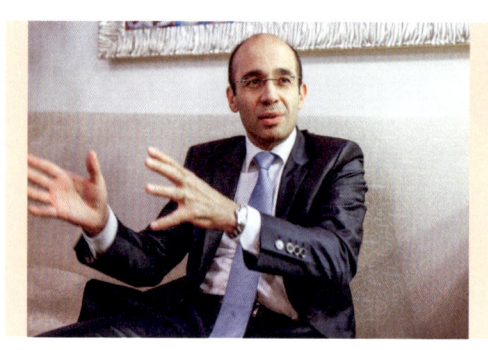

In der Medizin geht man davon aus, dass sich Körper und Geist gegenseitig beeinflussen können.

In welcher Weise berücksichtigen Sie psychologische Aspekte?

Das beginnt mit dem Erstgespräch, bei dem ich im Rahmen der Anamnese auch die Motivation für die gewünschte Behandlung erfahren möchte. Mir ist es wichtig, nachvollziehen zu können, weshalb ein ästhetischer Eingriff für den Patienten wichtig ist. Erkenne ich, dass die Entscheidung wohlüberlegt ist und die Argumente nachvollziehbar sind, dann übernehme ich auch die Behandlung. Habe ich begründete Zweifel oder Bedenken, so lehne ich ab. Ich habe noch nie bedauert, eine Behandlung abgelehnt zu haben, wohl aber, eine solche durchgeführt zu haben.

Geben Patienten im Anamnesegespräch an, sich in psychiatrischer Behandlung zu befinden, dann erbitte ich eine Freigabe für die Behandlung durch den Facharzt. Das ist bei ästhetischen Operationen im österreichischen Gesetz auch so vorgeschrieben. Sehr selten kamen bisher schwer psychotische Menschen zu mir. Wenn ich offensichtliche Störungen erkenne, lehne ich die Behandlung ab, doch ist das Erkennen von Persönlichkeitsstörungen in der Praxis viel schwieriger, als man denkt. Die Frage, was gestört und was normal ist, ist in der Sprechstunde nicht immer eindeutig zu beantworten.

Psychologisches Feingefühl brauchen Sie bestimmt auch nach der Operation.

Bereits vor der Operation ist es sehr wichtig, die Patienten sorgfältig aufzuklären und ihnen genau mitzuteilen, was sie erwartet. Welche Komplikationen können auftreten? Wird es Schmerzen geben? Wie wird der erste Blick in den Spiegel sein? Wie lange gibt es Schwellungen? Ab wann kann man den Behandlungserfolg sehen? Je besser Patienten Bescheid wissen, desto weniger Zweifel und Unsicherheit gibt es nach der Operation.

Nach einer Operation ist mit Schwellungen, Hämatomen, gelegentlich auch Schmerzen zu rechnen. Patienten können in der ersten Woche eine Krise erleben und sich fragen: „Warum habe ich mir das angetan?" Gerade in dieser Zeit ist ein beruhigendes, motivierendes und informierendes Gespräch sehr wichtig. Es kommt durchaus vor, dass ich Patienten zur Kontrolluntersuchung bitte, obwohl es dafür keinen medizinischen Grund gibt. Sie sollen die Möglichkeit haben, ihre Gedanken und Empfindungen auszusprechen. Ich kann mich nicht nur auf die Wunde konzentrieren, ich muss den ganzen Menschen sehen.

Wer unter seinem Aussehen leidet, egal aus welchen Gründen, kann Stress erleben. Permanenter Stress hat die verschiedensten körperlichen Beschwerden zur Folge, auch wenn man zunächst medizinisch gar nichts diagnostizieren kann. Der französische Philosoph René Descartes trennte im 17. Jahrhundert Körper und Geist voneinander, heute weiß man, wie sehr sie zusammenhängen.

Wie groß der Zusammenhang ist, erlebe ich jeden Tag, wenn wir nach ästhetischen Eingriffen das Ergebnis beurteilen und die Patienten und ich sehen, wie sich Brust, Bauch, Hüfte oder Gesicht verändert haben. Da bemerke ich oft, dass sich viel mehr als nur der störende Makel verändert hat, der ganze Mensch wirkt positiver – die Haltung, der Blick, das Selbstbewusstsein und die Selbstsicherheit. Es wird offensichtlich mehr als die Körperoberfläche verändert. Ganz deutlich ist das Wechselspiel von Körper, Geist und Seele. Das sind Glücksmomente, über die ich mich enorm mit meinen Patienten freue.

„Die Auswahl der richtigen Partner ist enorm wichtig. Idealerweise sollten alle Kompetenzbereiche unter einem Dach versammelt sein."

Ästhetische Medizin erfordert Teamarbeit.

Die moderne Medizin entwickelt sich so rasch weiter, dass es unmöglich geworden ist, alles zu wissen und alles zu können. Das reine Spezialistentum hat allerdings auch den großen Nachteil, dass die ganzheitliche Sicht verlorengeht. Deshalb ist es zum einen wichtig, die Metaperspektive – den Blick von oben auf das große Ganze – zu bewahren, und zum anderen, in die Tiefe gehende Kompetenz zu besitzen. Das gilt auch für die Ästhetische Medizin. In einem Zentrum für Ästhetische Medizin ist daher die interdisziplinäre und multiprofessionelle Zusammenarbeit eine wesentliche Voraussetzung.

NAGY: Wie sollte ein ästhetisch-medizinisches Team zusammengesetzt sein?

KUZBARI: Um eine möglichst umfassende Betreuung zu gewährleisten, müssen die relevanten Disziplinen vertreten sein. Dazu zählen Plastische Chirurgen mit unterschiedlichen Schwerpunkten, Fachärzte für Dermatologie, erfahrene Fachärzte für Anästhesie und medizinische Kosmetikerinnen. Idealerweise sollten, wie es im Kuzbari Zentrum der Fall ist, alle Kompetenzbereiche unter einem Dach versammelt sein. Das erleichtert die interdisziplinäre Kooperation und ermöglicht eine lückenlose Betreuung unserer Patienten.

Wie wichtig ist die Kooperation mit Psychiatern, Psychologen, Psychotherapeuten oder Coaches?

KUZBARI: Vor der Operation ist sie im Zweifelsfall zur Feststellung der Beweggründe für den Eingriff sogar gesetzlich vorgeschrieben. Wenn das eigentliche Problem nicht durch einen ästhetischen Eingriff zu beseitigen ist, verweise ich an kompetente Experten. Das sind z. B. Patienten, die nach zahlreichen Nasenoperationen zu mir kommen und bei denen mir bereits beim Erstgespräch eine übertriebene Fokussierung auf die Nase auffällt. Aber auch Patienten, die eine ästhetische Operation wünschen, um eine kaputte Beziehung zu retten. Gelegentlich sind es auch dysmorphophobe Patienten. In all diesen Fällen wären eine psychologische Betreuung oder ein kompetentes Coaching hilfreich, doch stoßen wir in der Praxis häufig auf Widerstand mit solchen Vorschlägen.

Wie sieht es mit kompetenten Partnern aus der Industrie aus?

Die Auswahl der richtigen Partner aus der medizinischen Industrie ist enorm wichtig. Bevor wir ein neues Produkt oder ein neues Gerät ins Leistungsspektrum unseres Zentrums aufnehmen, verbringen wir viele Stunden mit der Prüfung der wissenschaftlichen Daten bezüglich Effizienz und Sicherheit des Produktes.

Wir machen auch einen Hintergrundcheck über die Kompetenz und Seriosität der Anbieter. Als Ärzte müssen wir uns letztendlich auf die Firmen verlassen können, wenn wir einen Filler unterspritzen, ein Silikonimplantat einbringen, ein Kosmetikprodukt verwenden oder ein Gerät einsetzen.

Das vielerorts praktizierte Sparen bei der Qualität der medizinischen Produkte, um Behandlungen billiger anbieten zu können, lehnen wir ab. Die immer wieder auftretenden Probleme mit vermeintlich günstigen Faltenunterspritzungsmaterialien und nicht zuletzt der Skandal mit den defekten PIP-Silikonimplantaten geben uns recht.

Ästhetische Medizin erfordert Teamarbeit.

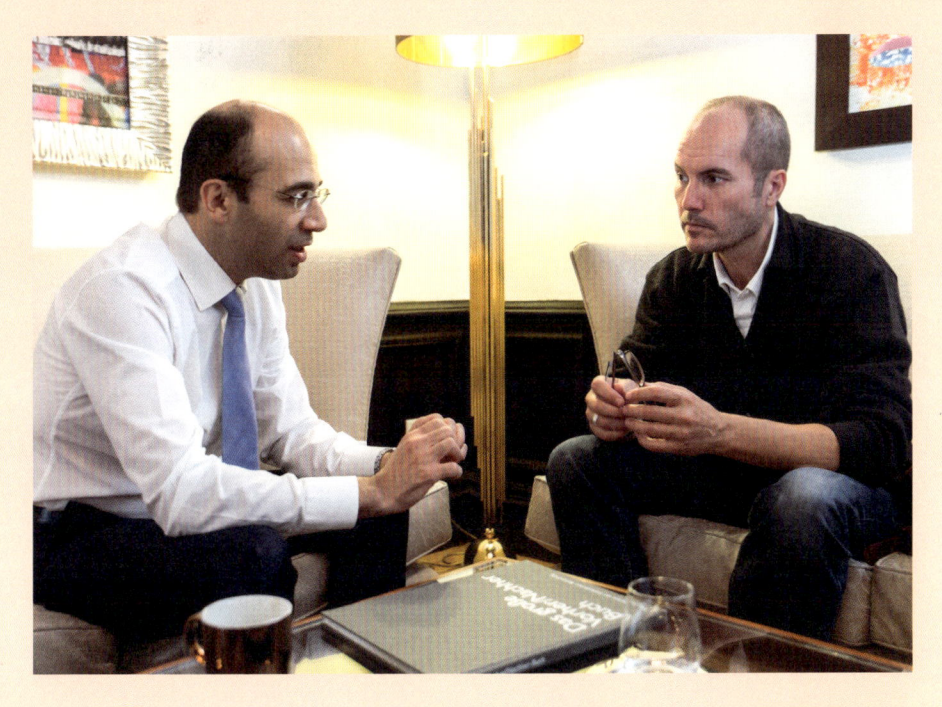

Im Gespräch zwischen Dr. Rafic Kuzbari und Dr. Thomas J. Nagy wurden nicht nur inhaltliche Fragen abgeklärt, sondern vor allem unterschiedliche Perspektiven erkannt und diskutiert. Wo ist die Grenze zwischen Ästhetischer Medizin und Psyche?

„Es ist völlig in Ordnung,
wenn man sich chirurgischer Mittel
bedient, um einen ästhetisch
störenden Makel zu beheben."

Erwünschte Begleiterscheinungen: Selbstwert, Selbstliebe und Selbstsicherheit.

Wird das Aussehen zum Leidensdruck, so wirkt sich dieser negativ auf das Wohlbefinden aus. Dadurch werden auch der Selbstwert, die Selbstliebe und die Selbstsicherheit beeinträchtigt. Wiederherstellende und noch mehr typverändernde Operationen haben nicht nur optische, sondern auch persönliche „Nebenwirkungen".

NAGY: Was verstehen Sie unter Selbstsicherheit?

KUZBARI: Ich verstehe darunter zum einen, dass man sich in der eigenen Haut wohlfühlt, und zum anderen den ausgewogenen Umgang mit den Mitmenschen, die Begegnung mit diesen auf Augenhöhe. Wer sich seiner selbst sicher ist, bewegt sich ungezwungen in der Gesellschaft. Man muss sich nicht verstellen, kann frei agieren und ist dadurch authentisch.

Damit verbunden ist für mich der Selbstwert, ein immens tiefes Prinzip im Verhältnis mit sich selbst und seinen Mitmenschen. „Egalité" ist eine der vermeintlichen Errungenschaften der Französischen Revolution gewesen: Alle Menschen sind gleich. Auch wenn wir in vielen Ländern vor dem Gesetz gleich sind, gleichen tun wir einander nicht. Das wissen wir und vergleichen uns oft mit anderen. Sind wir größer oder kleiner, älter oder jünger, stärker oder schwächer, schöner oder nicht so schön? Wenn man glaubt, bei diesen Vergleichen immer den Kürzeren zu ziehen, leidet der Selbstwert darunter.

Selbstwert bezeichnet die Bewertung des Bildes der eigenen Person. Je stärker wir von unserer Selbstwirksamkeit überzeugt sind, je stärker wir daran glauben, dass wir Herausforderungen schaffen, desto sicherer treten wir auf und desto wertvoller fühlen wir uns.

Dabei kann das Aussehen als Behinderung oder Beeinträchtigung empfunden werden. Manche Menschen denken sich, mit so einer Nase, einem solchen Gesicht oder dieser Figur kann ich kaum erfolgreich sein. Körper und Geist stehen in Wechselwirkung, das Aussehen beeinflusst die Gedanken, und die Gedanken wirken sich wiederum auf den Körper – konkret auf die Körpersprache – aus. Es ist den Menschen anzusehen, ob sie ein hohes Selbstbewusstsein und Selbstsicherheit haben oder nicht.

In der Bibel steht: „Liebe deinen Nächsten wie dich selbst."[16] Wie wichtig ist die Selbstliebe?

Sich selbst nicht zu lieben und nur an die anderen zu denken, sich altruistisch hinzugeben und seine eigenen Bedürfnisse vollständig zu vernachlässigen ist schlecht. Zu viel Selbstliebe ist aber auch nicht gut. Ein wenig gesunder Egoismus ja, aber Egozentrik nein. Das gesunde Mittelmaß ist auch hier empfehlenswert.

Wird man wegen seines Aussehens gekränkt, verändert man dieses und lässt sich so sein Selbst-Ideal konstruieren. Mein Lehrer Hans Tomaschek sagte, die menschliche Psyche sei so schmal wie eine Rasierklinge, sehr leicht könne man kippen.[17]

Es ist völlig in Ordnung, wenn man sich chirurgischer Mittel bedient, um einen ästhetisch störenden Makel zu beheben und damit sein Aussehen und sein Selbstbild in Einklang zu bringen. Vorausgesetzt, das Ausmaß des Makels rechtfertigt eine Operation und es liegen keine psychischen Störungen vor. Psychosen wie narzisstische Persönlichkeitsstörungen, aber auch Dysmorphophobie sind nicht immer auf den ersten Blick offensichtlich. Im Zuge der Anamnese fragen wir, ob eine psychische Diagnose vorliegt. Wenn ja, dann versuchen wir, den behandelnden Kollegen einzubinden. Oft ist es mein Gefühl während des Gesprächs, das mir zeigt, ob Kongruenz gegeben ist, ob der Mensch, der mir gegenübersitzt, stimmig ist. Habe ich Zweifel bezüglich der Motive oder der Persönlichkeitsstruktur, lehne ich eine Operation ab. Aus meiner Praxis kann ich allerdings sagen, dass solche Grenzfälle selten vorkommen.

Sie führen mit Ihren Patienten vor einem Eingriff ein ausführliches Gespräch und reden auch danach immer wieder mit ihnen. Welche Veränderungen bemerken Sie dabei?

Bei vielen meiner Patienten stelle ich nach einer Operation eine deutlich positive Veränderung der Persönlichkeit fest. Sie haben ein anderes Auftreten, eine andere Art zu sprechen, ihre Augen strahlen, sie lächeln, haben eine aufrechtere Körperhaltung, haben mehr Körperspannung und auch mehr Energie. Es scheint, als sei ihnen eine schwere Last von den Schultern genommen worden, die sie lange mit sich geschleppt haben. Ihr Rucksack ist leichter geworden.

Erwünschte Begleiterscheinungen: Selbstwert, Selbstliebe und Selbstsicherheit.

Wird ein Mensch aufgrund ästhetischer Makel nicht anerkannt, läuft er Gefahr, gesellschaftlicher Außenseiter zu werden.

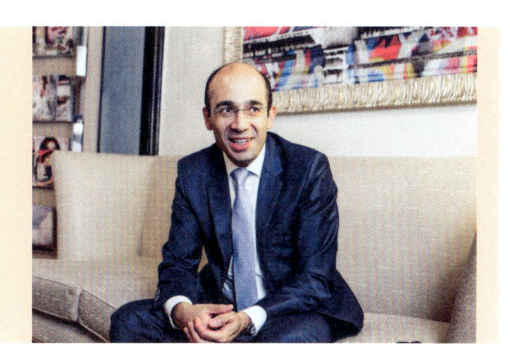

Verändert sich auch das weitere Leben durch die Operation drastisch? Ich denke dabei an Beziehungen, die beendet werden, oder Ähnliches.

Ich habe da nicht so viel Einblick in das Privatleben, da frage ich nicht nach, doch denke ich, dass es bei der Mehrheit meiner Patienten zu keinen entscheidenden Veränderungen kommt. Gelegentlich berichten Patienten spontan, dass sie mehr gesellschaftliche Anerkennung bekommen oder dass der Eingriff sich positiv auf die Beziehung mit ihrem Partner ausgewirkt hat.

Wie bald nach einer Operation sind die positiven Veränderungen feststellbar?

Nachdem ich vor jeder Operation erkläre, dass in der Chirurgie das Ergebnis nicht hundertprozentig steuer- und voraussagbar ist, sind viele Patienten am Beginn ängstlich und auch skeptisch. Umso größer ist ihre Freude, wenn sie nach dem Abschwellen das Endergebnis erkennen können. Oft höre ich, dass auch die Angehörigen vom Ergebnis begeistert sind. Nur ganz selten kommen Patienten anfänglich mit der Veränderung nicht zurecht. Beim Großteil der Menschen treten die gewünschten ästhetischen Begleiterscheinungen auf: mehr Selbstwert, Selbstliebe und Selbstsicherheit.

„Manchmal denke ich, dass ein neuer Spiegel oder weniger Selfies die einfachere Lösung für das kleine Problem wären."

Haben, Schein und Sein – der Weg zu sich selbst.

Ein Porschefahrer hat einen schweren Verkehrsunfall. Als er aus der Bewusstlosigkeit erwacht, blickt er zur Seite und sieht seinen Wagen in Flammen stehen. Entsetzt schreit er: „Mein Porsche! Mein Porsche!" Darauf versucht ihn der Sanitäter zu beruhigen und sagt: „Regen Sie sich doch nicht wegen des Wagens auf. Wir versuchen, Ihr Leben zu retten, denn Sie haben Ihren linken Arm verloren." Worauf der Mann ruft: „Meine Rolex! Meine Rolex!"

Der Psychoanalytiker und Philosoph Erich Fromm[18] schrieb in seinem berühmt gewordenen Hauptwerk „Haben oder Sein" über die eine Gesellschaft, in der der Mensch im Mittelpunkt steht, und über die andere, in der es sich um Dinge dreht. *„Die Haben-Orientierung ist charakteristisch für den Menschen der westlichen Industriegesellschaft, in welcher die Gier nach Geld, Ruhm und Macht zum beherrschenden Thema des Lebens wurde."* Fromm vertrat die Ansicht, dass der moderne Mensch den Geist einer Gesellschaft nicht zu begreifen vermag, die nicht auf Eigentum und Habgier aufgebaut sei. *„In der Existenzweise des Habens ist die Beziehung zur Welt die des Besitzergreifens und Besitzens, eine Beziehung, in der ich jedermann und alles, mich selbst eingeschlossen, zu meinem Besitz machen will."* Die Trias von unbegrenzter Produktion, absoluter Freiheit und uneingeschränktem Glück bilde, so Fromm, den Kern der neuen Fortschrittsreligion, welche die *„Stadt Gottes"* ersetzt habe. *„Ist es verwunderlich, dass dieser neue Glaube seine Anhänger mit Energie, Vitalität und Hoffnung erfüllte?"*

Der Umgang mit Besitz, aber auch mit dem Körper, der äußeren Schönheit und der Sexualität ist wesentlicher Bestandteil der verschiedensten Religionen. Buddha lehrte, dass der, welcher nach Besitz strebt und diesem anhaftet, die höchste Stufe der menschlichen Entwicklung nicht erreichen könne.[19] Im Lukasevangelium fragt Jesus: „Was nützt es dem Menschen, wenn er die ganze Welt gewinnt, sich selbst aber verliert und Schaden erleidet?"[20] Und der heilige Augustinus schrieb in seinen „Bekenntnissen": *„Schöne Körper gewähren einen reizenden Anblick, ebenso wie Gold, Silber und alles Derartige, und für das Gefühl übt fleischliche Sympathie einen starken Reiz aus; gleichermaßen haben alle übrigen Sinne eine ihnen entsprechende Eigentümlichkeit der Körper. Auch zeitliche Ehre, Herrschergewalt und Oberhoheit und der aus ihnen entspringende Trieb nach Freiheit haben ihren Reiz."*[21] Für Augustinus war all das eine direkte Konsequenz des Sündenfalls und der Vertreibung aus dem Paradies. Deshalb dürfe man *„nicht weichen von dir, o Herr, und uns nicht entfernen von deinem Gesetz"*.

NAGY: Welchen Wert hat die Schönheit in der muslimischen Religion?

KUZBARI: Vom Propheten Mohammed (s.a.s.) stammen die Worte: *„Allah ist schön und liebt die Schönheit."*[22] Denn die ganze Schöpfung ist schön. Damit ist nicht nur die äußere Schönheit, sondern auch die zugrundeliegende innere Schönheit gemeint. Das Äußere steht oft im Vordergrund und kann von den inneren Werten ablenken. Die islamische Bekleidung der Frau, ihr Hidschab, ist Ausdruck, um in der Öffentlichkeit nicht wegen ihrer Weiblichkeit, sondern wegen ihrer Menschlichkeit respektiert zu werden.[23]

Das Kopftuch gab und gibt es auch in der westlichen Kultur. Neben dem praktischen Nutzen hatte es sicherlich auch eine Schutzfunktion gegen begehrliche Blicke. Wir scheinen heute in einer exhibitionistischen und auch voyeuristischen Zeit zu leben, in der man alles und noch mehr herzeigt und nichts mehr verborgen bleibt. Schönheit wird nicht mehr keusch versteckt, sondern offen zur Schau gestellt.

Die Augen sind unser wichtigstes Sinnesorgan, das besonders stark auf äußere Reize reagiert. Schönheit ist anziehend, Schönheit ist begehrenswert, Schönheit erfreut, Schönheit macht glücklich. Wir lieben Schönwetter und schimpfen über trübe Tage. Wir kritisieren in der Kunst schlechte Bilder, Musik- und Theaterstücke und erfreuen uns an der Schönheit. Es liegt tief in der menschlichen Natur, Schönheit zu lieben und uns daran zu erfreuen. Wir erleben, dass ein Baby ein schönes, freundliches Gesicht eher anlächelt als ein strenges oder hässliches. Schon kleine Kinder wollen den Eltern oder der Kindergartentante gefallen.

Geht es nicht in jeder Gesellschaft auch darum, den anderen zu gefallen?

Natürlich, auch das ist Teil der menschlichen Geschichte. Make-up, Frisur, Kleidung dienen dazu, uns so schön wie möglich zu präsentieren. Es gab und gibt Naturvölker, die sich am ganzen Körper tätowieren oder die Haut ritzen, damit die Narben Kunstwerke bilden. All das wird getan, um zu gefallen, um zu beeindrucken, aber auch, um sich als gesund, potent oder fruchtbar zu präsentieren. Da laufen sehr archaische Muster ab.

Die meisten meiner Patienten kommen aber zu mir, weil sie sich selbst besser gefallen wollen. Oft sind die ästhetischen Problemzonen ganz offensichtlich, gelegentlich sind sie für andere kaum erkennbar. Ich denke, wir haben zu viele Spiegel, in die wir blicken und danach unzufrieden werden. Dazu gehören auch die allgegenwärtigen modernen Spiegel unserer Zeit: Selfies, Handybilder und -videos. Einige Patienten klagen bei mir über einen kaum sichtbaren Makel in ihrem Gesicht. „Bei Ihrem guten Licht sieht man das freilich nicht", höre ich oft, „doch beim ungünstigen Licht des Spiegels in meinem Badezimmer oder auf Selfies stört mich das sehr." Manchmal denke ich, dass ein neuer Spiegel oder weniger Selfies die einfachere Lösung für das kleine Problem wären.

1991 wurden die Spiegelneuronen[24] entdeckt, welche die neurobiologische Erklärung für unser Mitgefühl darstellen könnten. Wer missmutig in den Spiegel blickt, fühlt sich noch schlechter. Ein kritischer Blick in den Spiegel – womöglich mit Vergrößerungsoptik – kann schon zur Tragödie werden.

Es gibt Menschen, die sich von Makeln in ihrem Selbsterleben derartig stark gestört fühlen, obwohl objektiv betrachtet das Problem nicht besonders auffällig ist. Sofern keine psychische Störung vorliegt – wir haben über Dysmorphophobie schon gesprochen –, ist letztendlich das subjektive Empfinden entscheidend, ob man für sein Aussehen medizinisch etwas tun will oder nicht.

Alles Äußere ist vergänglich, was Bestand hat, ist das Sein, könnte man philosophisch sagen. Wie sieht es mit kosmetischen Eingriffen aus, ist das Ergebnis Realität oder Fake?

Ich würde sagen: beides. Natürlich ist das Ergebnis Realität, weil es gegenständlich ist und eben so aussieht, wie es aussieht. Gleichzeitig wird nur in die äußere Form und nicht in die Genetik eingegriffen, weshalb wir auch nur so tun, als ob. Zwei Beispiele fallen mir dazu ein. Beim ersten handelt es sich um einen Mann mit markanter Hakennase. Diese wurde ihm vererbt und ist ein charakteristisches Familienmerkmal. Zweites Beispiel betrifft eine Frau mit vererbter kaum vorhandener Brust. Auch das kann in der Familie gehäuft vorkommen. Beides kann ich korrigieren, sodass der Schein perfekt ist, doch genetisch werden sich diese Merkmale möglicherweise in der nächsten Generation wieder durchsetzen. Mit einer Operation verändere ich nur das Äußere, nicht die Gene. Insofern schaffe ich mit meinem Handwerk auch Fakes, helfe aber den betroffenen Menschen trotzdem.

Und was ist dann das Sein?

Darüber könnte man lange nachdenken, und am Ende hätte man dann noch immer keine ergiebige Antwort. Das Sein hat auch mit der Identifikation zu tun. Äußerlich gehören der Spiegel, eine Fotografie oder der eigene Name dazu. Wir haben ein

Fremdbild und ein Selbstbild von uns. Wenn beide in Einklang stehen, dann sind wir kongruent. Sein hat auch mit der subjektiven Zufriedenheit und dem Wohlbefinden zu tun, damit wären wir wieder bei der Gesundheit. Wer unter seinem Aussehen leidet, hat das Recht, etwas dagegen zu tun, damit er sich wieder wohler fühlt.

Sie haben sehr viele Menschen, sehr viele Patienten und auch Angehörige ein wenig glücklicher oder zufriedener gemacht. Was haben Sie selbst dabei gelernt?

Ich hatte immer eine wertschätzende Einstellung anderen Menschen gegenüber, doch habe ich gelernt, die Menschen zu lieben, wie sie in der Interaktion mit mir sind. Sie mögen im Alltag alle ihre Schwächen haben, doch genieße ich im Rahmen meiner Arbeit die Begegnung mit ihnen, just im Augenblick unseres Zusammentreffens in der ärztlichen Sprechstunde.

Ich habe auch gelernt, dass ich unmöglich unfehlbar sein kann, dass ich nicht immer alles schaffen kann, was ich mir vornehme. Ich werde Perfektion wohl immer anstreben, weiß inzwischen allerdings auch, dass es sich dabei um eine Chimäre handelt.

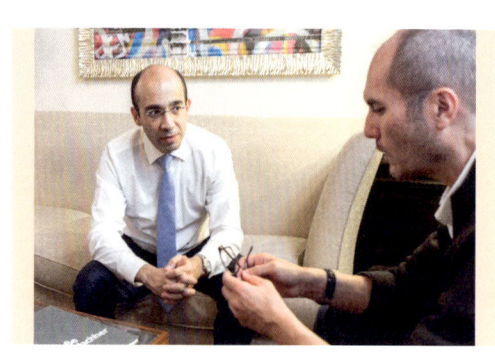

Ein hohes Maß an Gewissenhaftigkeit gehört zu den Qualitätsanforderungen guter Chirurgen.

Außerdem weiß ich heute, dass ich manche Menschen leider trotz aller Bemühungen nicht erreichen kann. Das hängt mit der unterschiedlichen Einstellung der Menschen und mit der menschlichen Interaktion zusammen. Dazu kann man im Internet den Film „It's Not About the Nail"[25] anschauen: Eine Frau sitzt am Sofa und versucht, ihrem Mann zu erklären, dass sie manchmal einen sehr großen Druck in ihrem Kopf verspürt. Als sie ihren Kopf zur Seite dreht, bemerkt der Zuseher einen langen Nagel, der aus ihrer Stirn ragt. Ihr Partner versucht, ihr diesen Umstand klarzumachen, doch sie wehrt vehement ab: „Es geht nicht um den Nagel!" Er bietet sich an, diesen herauszuziehen, doch sie wirft ihm vor, dass er immer versucht, Dinge zu lösen, anstatt ihr zuzuhören. Sie klagt weiter über ihre großen Schmerzen, über schlechten

Schlaf und über ihre zerrissene Bluse. Ihr Partner resigniert und sagt schließlich: „Das klingt sehr belastend." Da fühlt sie sich verstanden, dankt ihm, blickt ihn zärtlich an, will ihn küssen und stößt mit dem Nagel schmerzhaft gegen ihn: „Au!"

Den alten Mann-Frau-Konflikt erkennt man in dieser Geschichte sehr deutlich und auch, wie schwer Lösungen im Alltag zu finden sind, obwohl sie auf der Hand lägen. Worauf kommt es im Leben aus Ihrer Sicht noch an?

Ich bin davon überzeugt, dass sich das Gute, das man tut, die Hilfe, die man leistet, ausbreitet, Menschen glücklicher und die Welt ein klein wenig besser macht. Das kann eine gelungene Operation ebenso sein wie Geld, das man Notleidenden gibt, oder auch nur ein Lächeln, das man einem anderen Menschen schenkt. All das trägt dazu bei, dass sich der andere besser fühlt als zuvor. Auch in der Plastischen Chirurgie geht es darum, dass Menschen sich besser fühlen als zuvor.

Eingangs haben wir über religiöse Bedenken gesprochen. Wie denken Sie darüber?

Unser Körper ist das Haus, in dem wir ein Leben lang wohnen. Man kann ihn als ein Wunderwerk der Schöpfung betrachten, das uns geschenkt wurde. Deshalb gehört es auch zu unseren Aufgaben, dieses rein und gepflegt zu halten. Damit meine ich nicht nur die Grundmauern, sondern auch das Design, den Außenputz, die Farben. Diese sollen nicht nur den anderen gefallen, wir selbst müssen uns in den eigenen vier Wänden wohlfühlen. Das ist keine Selbstverständlichkeit, wir müssen dafür auch aktiv etwas tun. Um unseren Körper in einem guten Zustand zu halten, müssen wir uns gesund und ausgewogen ernähren, Schadstoffe meiden und auf ausreichend Bewegung achten. Damit wir uns „zu Hause" wohlfühlen, achten wir auf die Frisur, die Maniküre und die Hautpflege, wir nehmen Dienstleistungen von Friseuren, Fußpflegern und Masseuren in Anspruch – und gelegentlich auch die Leistungen der Ästhetischen Medizin.

„Schönheit ist doch eine gottgegebene Sache. Ich denke, diese zu missachten kann nicht von Gott gewollt sein."

Altern in Würde.

Altern ist ein natürlicher biologischer Prozess, der alle Menschen betrifft und mit dem Tod endet. Wie schnell und auf welche Weise wir altern, hängt von genetischen Faktoren ebenso wie vom Lebensstil und anderen äußeren Einflussfaktoren (Tabakkonsum, Drogen, UV-Licht usw.) ab. Äußerlich betrachtet altern wir durch den Verlust von Knochenmasse, Muskelmasse, Bindegewebe, Fettgewebe, elastischen Fasern und kollagenen Fasern der Haut.

NAGY: Kann man aktiv etwas gegen das Altern tun?

KUZBARI: Man kann etwas gegen das sogenannte sekundäre Altern, das genetisch nicht vorprogrammiert und durch äußere Einflüsse bedingt ist, tun. Durch gesunde Ernährung, körperliche Bewegung, Muskeltraining, Vermeidung von übermäßiger Sonnenexposition sowie Verzicht auf Tabak und Suchtmittel kann dem Alterungsprozess aktiv entgegengewirkt werden.

Ab wann sind Menschen alt?

Das ist individuell unterschiedlich und letztlich eine subjektive Sache. Der vielzitierte Spruch „Man ist so alt, wie man sich fühlt" trifft den Nagel auf den Kopf. Manche Menschen ziehen sich bereits vor Vollendung des 60. Lebensjahres beruflich und sozial zurück, während andere bis ins hohe Alter gesellschaftlich engagiert und voller Lebenskraft bleiben.

Bei allen Menschen altert aber das Gewebe, die Haut erschlafft, das Gesicht fällt ein, Falten werden sichtbar. Problematisch sind diese Veränderungen, wenn bei vitalen Menschen eine Inkongruenz zwischen der äußeren Erscheinung und dem inneren Empfinden auftritt. Man schaut dann älter aus, als man sich fühlt.

Mein Großvater ist z. B. 98 Jahre alt geworden. Er war ein bewundernswert aktiver Mann, der bis zu seinem Tod gearbeitet hat und sozial aktiv war. Im Laufe der Jahre sind bei ihm markante sogenannte „Tränensäcke" aufgrund der Erschlaffung des Augenlidgewebes aufgetreten. Diese haben ihn müder und älter aussehen lassen, als er sich fühlte. Er hat aus diesem Grund fünf Jahre vor seinem Tod eine Unterlidstraffung in Erwägung gezogen. Diesen Wunsch hatte er nicht, weil er mit dem

Altwerden nicht zurechtgekommen ist, sondern weil er mit dem Altwerden so gut zurechtgekommen ist.

Da gibt es sicher auch Menschen, die meinen, man dürfe der Natur nicht ins Handwerk pfuschen und müsse in Würde altern.

Gerade um diese Würde geht es doch. Wir pfuschen der Natur ständig ins Handwerk. Wir kleiden uns, damit wir ordentlich daherkommen. Wir frisieren und rasieren uns. Frauen schminken sich, um attraktiver zu wirken. Doch irgendwann sollen wir uns dem Alter ergeben? Es gibt Menschen, bei denen das Augenlidgewebe im Alter so stark erschlafft, dass sie für Alkoholiker gehalten werden. Bei manchen Frauen hängt die Brust so stark, dass sie kaum mehr vom Büstenhalter in Form gebracht werden kann. Und der Hautüberschuss unter dem Kinn kann so groß sein, dass man sich kaum noch gründlich rasieren kann. Muss man das wirklich akzeptieren? Handelt es sich um eine Charakterschwäche, wenn man sich in solchen Fällen operieren lässt?

In der katholischen Theologie wird die Eitelkeit zu den Hauptsünden gezählt, weil sie von Gott ablenke und einen selbst in den Mittelpunkt rücke.

Eitel ist man, wenn man sich und sein Äußeres in den Mittelpunkt stellt. Das gilt sicherlich nicht für Menschen, die an den zuvor erwähnten Alterserscheinungen leiden. Ist eine Frau eitel, wenn sie eine Korrektur der bis zur Hüfte hängenden Brust wünscht? Schönheit ist doch eine gottgegebene Sache. Ich denke, diese zu missachten kann nicht von Gott gewollt sein.

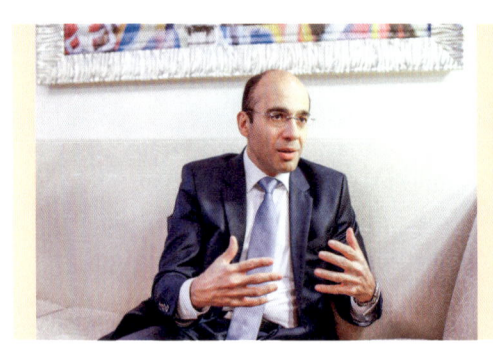

Es ist völlig in Ordnung, die Möglichkeiten der modernen Medizin für ästhetische Zwecke zu nutzen.

Altern in Würde.

Wenn wir an unser eigenes Alter denken, dann wollen doch die meisten von uns vital, neugierig, im Leben stehend, kommunikativ und mit einem schelmischen, vielleicht auch lebenserfahrenen Blick glücklich durchs Leben gehen. In der Werbung werden Männer und Frauen mit silbergrauem Haar und strahlendem Lächeln gezeigt. Dass die Protagonisten eventuell falsche Zähne haben, akzeptiert man, dass sie eventuell auch eine ästhetische Gesichtsoperation gehabt haben, daran denkt kaum einer.

Gelungene Schönheitsoperationen sind für die Mitmenschen nicht offensichtlich erkennbar, die Leute in ihrem Umfeld sind sich nicht sicher, ob etwas getan wurde oder nicht. Die Patienten halten ihre Eingriffe oft auch geheim. Anders als bei Zähnen, die ja auch eine Kaufunktion haben, werden verjüngende Eingriffe als reiner Luxus angesehen. Die Möglichkeiten – medizinisch und finanziell – sind heute so, dass man sich Ästhetische Medizin durchaus leisten kann. Ist es frevelhaft, die moderne Medizin zu nutzen? Ich denke, nein!

Kann man verjüngende Operationen generell empfehlen, oder gibt es auch Grenzen?

Natürlich gibt es auch Grenzen, nämlich dort, wo das Risiko aufgrund des Gesundheitszustands zu groß wäre oder die Geringfügigkeit des ästhetischen Problems den Aufwand des Eingriffs nicht rechtfertigt. Abgesehen von diesen Limitierungen sind verjüngende ästhetische Operationen heutzutage sicher und effektiv. Wenn man nicht unkritisch den billigsten Anbieter aufsucht, sondern einem kompetenten Plastischen Chirurgen vertraut, der mit einem fachlich versierten Team – vom Anästhesisten bis zum Assistenten – in einem adäquat ausgestatteten Spital operiert, ist das Risiko heutzutage sehr gering.

„Die Jugend und ihre Schönheit wurden immer schon idealisiert – vor allem dann, wenn sie zu Ende geht."

Erwartungs- und Leistungsdruck als Stressoren.

„Die Gesellschaft der Neuzeit blühte, weil die Vision der Irdischen Stadt des Fortschrittes die Menschen mit Energie erfüllte. In unserem Jahrhundert hat diese Vision jedoch die Züge des Turms von Babel angenommen, der jetzt einzustürzen beginnt und schließlich alle unter seinen Trümmern begraben wird",[18] zeichnete der Psychoanalytiker Erich Fromm ein düsteres Bild unserer Zeit. Zum Wesen des neoliberalen Zeitalters gehören der Leistungsdruck, der Jugendwahn, der Schönheitskult. Vitalität, Spannkraft, mentale Stärke sind die Schlagwörter, die zum Erfolg führen sollen. Wer dem Ideal nicht entspricht, hat Wettbewerbsnachteile. Der Druck scheint deutlich zuzunehmen.

NAGY: Als Plastischer Chirurg werden Sie sicherlich auch mit dem Vorwurf konfrontiert, den Jugendwahn zu unterstützen. Wie gehen Sie damit um?

KUZBARI: Ich weiß nicht, ob dieser Vorwurf stimmt, denn in jeder Gesellschaft werden die Jungen geschätzt. Die Evolution hat uns so programmiert, dass wir uns bevorzugt fruchtbare, kräftige, schöne Partner auswählen, um mit diesen überlebens- und leistungsfähigeren Nachwuchs zu zeugen. Genau darum geht es, dieser „Wahn" ist in uns vorprogrammiert.

Das ist auch im Tierreich so. Der kräftige, junge Löwe mit der glänzenden Mähne wird von den Weibchen gefüttert und verwöhnt. Die alten Löwen liegen abseits und müssen warten, was an Nahrung übrigbleibt.

Wenn man heute meint, dass es früher anders und besser gewesen sei, dann war das nicht so. Die Altbauern zogen nach der Überschreibung des Hofes ins Auszugshaus oder Ausgedingehaus, ein kleines Nebengebäude, das ihnen als Wohnstätte diente. Dazu gab es einen Vertrag, der die kostenlose Verpflegung der Alten bis zu ihrem Tod regelte.

Was sich gesellschaftlich gewandelt hat, ist die Tatsache, dass alten Menschen heute leider mit Verachtung begegnet wird. Eine sechzigjährige Frau sagte mir kürzlich: „Ich habe das Gefühl, plötzlich unsichtbar geworden zu sein." In meiner syrischen Ursprungsheimat wird alten Menschen mit Respekt begegnet, ihre Erfahrungen werden geschätzt, und ihr Rat wird gesucht. Trotzdem wird natürlich die Jugend begehrt. Gerade weil ältere Menschen nicht ins Ausgedinge wollen und noch mitten im Leben stehen, wollen sie nicht abgestempelt und ausrangiert werden, nur weil ihre Haut Falten wirft oder ihr Gesicht Alterserscheinungen zeigt. Altern gehört zwar zum übergeordneten Plan der Natur, doch wissen wir heute, wie man mit Ästhetischer Medizin etwas gegen die äußeren Alterserscheinungen tun kann. Hätten es die Menschen früherer Zeiten auch gekonnt, hätten sie es sicherlich auch getan.

Damit wären wir beim Schönheitswahn unserer Zeit angekommen. Es hat den Anschein, als wäre jeder Preis recht.

Die Jugend und ihre Schönheit wurden immer schon idealisiert – vor allem dann, wenn sie zu Ende geht. Das ist wie mit der Gesundheit, wertvoll wird sie erst dann, wenn man sie nicht mehr hat. Was sich geändert hat, ist allerdings die Einstellung den äußeren Alterserscheinungen gegenüber. Wir haben heute so viele Möglichkeiten wie nie zuvor, unser Aussehen selbst zu gestalten. Das sichtbare Altern ist nicht mehr ein unausweichlicher Prozess, den man demütig hinnehmen muss. Es gibt sehr viele ästhetische Methoden, um den Spuren der Zeit entgegenzuwirken bzw. diese zu korrigieren. Auch der Lebensstil, die Lebensbedingungen und nicht zuletzt das zur Verfügung stehende Einkommen ermöglichen es immer mehr Menschen, vitaler zu altern und Methoden in Anspruch zu nehmen, mit denen sie attraktiv bleiben.

Die Österreicher gaben 2014 rund 1,5 Milliarden Euro für Kosmetikprodukte aus.[26] Davon wurden für die Haarpflege 310 Millionen und für die Hautpflege 300 Millionen Euro aufgewendet. 115 Millionen wurden für Gerichtscremes ausgegeben. Der Markt für Anti-Falten-Cremes, Vitaminpräparate und andere Wunderpillen ist riesig und vor allem wachsend. Wie erklären Sie sich, dass immer mehr Menschen auf ihr Aussehen achten?

Vielleicht hat das mit den vielen neuzeitlichen Spiegeln zu tun, die es heute gibt. Früher gab es nur den klassischen Spiegel, der einen eingeschränkten Blickwinkel zeigte, heute haben wir die modernen Medien, die Handys und ihre Selfies, die uns unzählige Fotos aus allen möglichen Perspektiven präsentieren. Immer mehr Patienten kommen zu mir, weil sie ein Detail ihres Gesichtes in einem bestimmten Blickwinkel stört. Sie können die Problemzone nicht einmal im Spiegel zeigen und müssen vergrößerte Aufnahmen aus absonderlichen Winkeln auf ihrem Handy zu Hilfe nehmen, um mir das Störende zu erklären. Durch die sozialen Medien werden Bilder einer breiten Öffentlichkeit präsentiert, die gnadenlos kritische Feedbacks zum Aussehen gibt. Durch die Globalisierung ist die große Welt klein geworden. Früher hat man sich am Aussehen der eigenen Sippe mit den individuell typischen Merkmalen orientiert, heute idealisiert man Hollywood-Ikonen, denen man weltweit nacheifert.

Erwartungs- und Leistungsdruck als Stressoren.

Der Druck, schön zu sein und globalen Idealen zu entsprechen, kommt zum Leistungsdruck dazu.

Ja, man muss heute auch im Berufsleben gut aussehen. Für viele Berufsgruppen ist das ein sehr großes Thema: Schauspieler, Politiker, Manager. Von ihnen wird erwartet, dass sie fit sind, dass sie den Aufgaben gewachsen sind, viel leisten und gleichzeitig von den Belastungen nicht gezeichnet sind. Wer so stark unter Druck steht, dem sieht man sowohl die Belastungen als auch die Anzeichen vorzeitiger Alterung unweigerlich an. Rauchen und vermehrter Alkoholkonsum verstärken diese Wirkung noch. Weil sie sich nicht erlauben können, erschöpft auszusehen, sind sie oftmals dazu gezwungen, durch Interventionen von außen dafür zu sorgen, dass sie nicht so scheinen, wie sie sich vielleicht fühlen, oder dass sie dem jungen, dynamischen, leistungsfähigen Ideal entsprechen.

Vitalität ist auch so ein Ideal, nach dem viele streben.

Es ist wohl das Gesetz der Natur, dass wir mit etwa dreißig Jahren den Zenit unserer körperlichen Leistungsfähigkeit erreicht haben. Vitalität ist aber unabhängig von den Lebensjahren, sondern hat mit der Lebenseinstellung zu tun, wie aktiv man im Leben steht. Oft ist die Vitalität in der Strahlkraft der Augen zu erkennen, wenn diese funkeln und man merkt, dass da noch viel Kraft im Menschen steckt. Vitalität erkennt man auch in der Spannkraft, in der Art, sich zu bewegen, im Muskeltonus, in der Kraft. Und dann natürlich auch in der Sprache, der Art, wie wir reden, dem Tempo, der Betonung, der Wortwahl. Spürt man die Begeisterung, dann wirkt der Mensch auch vital.

Was kann man selbst tun, um mit all diesem gesellschaftlichen Druck besser fertig zu werden?

Es ist sicher die Gesellschaft, die Druck macht, doch jeder von uns ist Teil dieser Gesellschaft und kann einen Beitrag dafür bzw. dagegen leisten. Es hat keinen Sinn, gegen das Alter anzukämpfen, wohl aber, gegen den Verlust der Lebensenergie und der Lebensfreude. Es liegt an uns, wie wir damit umgehen. Lassen wir uns gehen, dann werden bald auch die körperlichen Funktionen schwächer. Rasch folgt die Seele, dann ist man alt. Deswegen dürfen wir nicht nachlassen. Manche bleiben in der Seele jung. Sie finden sinnvolle Aufgaben, haben eine positive Einstellung, achten auf ihren Körper und auf ihre äußere Erscheinung. Im Laufe der Jahre habe ich von meinen Patienten gelernt, dass eitle Menschen, alles mit Maß und Ziel, besser altern. Sich ein bisschen Druck zu machen tut sicher gut.

„Die Beweggründe, die jemand für einen ästhetischen Eingriff hat, sollten akzeptiert, respektiert und nicht verunglimpft werden."

12 Beispiele für Ästhetische Chirurgie.

Medien berichten gerne über die Auswüchse der Schönheitschirurgie und zeigen Bilder von Menschen, die nach Operationen unnatürlich oder gar entstellt aussehen. In den seltensten Fällen handelt es sich dabei um von den Patienten selbst gewollte Veränderungen, sondern um die Folgen nicht professionell durchgeführter, misslungener Eingriffe.

Bilder von schiefgegangenen Behandlungen haben eine starke Wirkung und zeichnen in der Öffentlichkeit oft ein Bild der Ästhetischen Chirurgie, das mit der praktizierten Realität nichts zu tun hat. Die vielen gelungenen Operationen fallen auf der Straße nicht auf, weil die Menschen natürlich und nicht operiert aussehen. Im Gegenteil, auffällige Makel der Nase, der Augen oder der Brust werden so operiert, dass das Gesicht oder die Körpersilhouette unauffällig harmonisch wirken. Man merkt wohl, dass der Mensch schöner, attraktiver, vitaler aussieht, doch dahinter wird weniger eine Operation als ein verbessertes Wohlbefinden vermutet. Sehr oft kommt es vor, dass Menschen nach einer Operation gefragt werden, was denn die Ursache für das bessere Aussehen sei, ob sie auf Kur gewesen seien oder ob sie ihre Frisur geändert hätten.

Wer jahrelang mit einem körperlichen Makel – auch wenn der anderen Menschen gar nicht so auffällt – gelebt hat, weiß, wie belastend das Aussehen für die Psyche sein kann. Selbstreflexion, positives Denken, Umdeutungen und andere psychologische Interventionen können mithelfen, den psychischen Druck zu erleichtern, doch an der Form der Nase oder an der Größe der Brust ändert das nichts. „Damit musst du dich abfinden", hören Betroffene immer wieder. Wirklich? Muss man das, wenn die moderne Medizin heute in der Lage ist, Abhilfe zu schaffen?

Die Ästhetische Medizin ist oft noch immer ein Tabuthema, auch wenn die Zahl jener, die sich einem plastischen Eingriff unterziehen, ständig steigt. Über Schönheitsoperationen wird zwar in den Medien berichtet, doch nur wenige Patienten sprechen auch offen darüber. Dass immer mehr Männer Operationen vornehmen lassen, ist eine Tatsache, doch nur selten bekennen sich Männer dazu. Eine Oberlidstraffung in Folge einer Gesichtsfeldeinschränkung ist kein Problem, ästhetische Gründe dafür behält man lieber für sich.

Ob man über solche Eingriffe öffentlich sprechen soll oder nicht, muss jeder für sich entscheiden. Eine solche Entscheidung muss auch respektiert werden. Vielleicht kommt einmal die Zeit, in der ästhetische Operationen eine wenig beachtete Selbstverständlichkeit wie Zahnregulierungen darstellen werden. Bis dahin sorgen sie allerdings für Diskussionen, Fragen und Vorurteile. Vor allem die Unterstellung, Menschen, die sich operieren lassen, hätten keinen wirklichen Grund dafür, soll an dieser Stelle dadurch entkräftet werden, dass zwölf Menschen mit ihren zwölf unterschiedlichen Lebensgeschichten porträtiert werden. Dabei geht es weniger um die Beschreibung der Eingriffe als vielmehr um die Hintergrundinformationen. Was hat gestört? Warum hat es gestört? Worin bestand der Leidensdruck? Welcher Eingriff wurde vorgenommen? Was hat sich physisch verändert, und was ist psychisch anders geworden? Wie erleben sich die Patienten nach ihren Eingriffen? Und welchen Rat wollen sie Lesern geben, die sich vielleicht gerade jetzt fragen, ob sie sich zu einem ästhetischen Eingriff entschließen sollen oder nicht?

Die Voraussetzung, um eine Operation vorzunehmen, ist die Nachvollziehbarkeit der Beweggründe dafür. Das bedeutet nicht, dass man selbst auch so handeln würde, es heißt aber, dass man sich in die Lage der Betroffenen versetzen und mitfühlen kann, warum der Wunsch nach einer Operation vorhanden ist. In den meisten Fällen geht es gar nicht um die Eitelkeit, sondern um das Wohlbefinden, das verbessert werden soll. Damit sind wir auch schon bei der Gesundheit, die von der Weltgesundheitsorganisation als Zustand des völligen physischen, psychischen und sozialen Wohlbefindens definiert wird. [27] Körperliche Makel können sich negativ auf das physische (z. B. Funktionalität), psychische (z. B. Minderwertigkeitsgefühl) und soziale (z. B. Spott) Wohlbefinden auswirken. Sich einem ästhetischen Eingriff zu unterziehen ist eine sehr individuelle Entscheidung, doch sollten die Beweggründe, die jemand dafür hat, akzeptiert, respektiert und nicht verunglimpft werden.

Nachfolgend lesen Sie die Geschichten von zwölf realen Patienten, deren Identität durch geänderte Namen zwar geschützt wurde, deren Geschichten aber den tatsächlichen Gegebenheiten entsprechen. Sie haben ihre Erlebnisse nicht mir, sondern Thomas J. Nagy erzählt. Dabei kommen auch ihre Emotionen und subjektiven Werturteile zum Ausdruck.

1. Endlich wieder frei durchatmen.

Leider klappen Nasenoperationen nicht immer. Es gibt keinen Chirurgen auf der Welt, der ehrlich sagen kann: „Alle meine Nasen gelingen." Gründe dafür sind anatomische Gegebenheiten und Kräfte beim Heilungsprozess, die nicht immer kalkuliert werden können. Häufig sind es auch technische Mängel bei der Operation. Das Ergebnis entspricht deswegen nicht den ästhetischen Vorstellungen, die Funktionalität der Nase ist beeinträchtigt. Diese Probleme müssen wieder korrigiert werden.

Irmgard S. (35) war nach ihrer Nasenoperation sehr enttäuscht, weil die Nase danach nicht nur sehr unansehnlich war, sie hatte auch einen Kollaps der inneren und äußeren Nasenventile erlitten. Dadurch war ihre Nasenatmung deutlich beeinträchtigt, sie konnte nicht mehr kräftig und frei durchatmen. Ihr behandelnder Arzt war an den Grenzen seiner Kompetenz angelangt und überwies sie an Dr. Kuzbari. Sehr erleichtert war Irmgard S., als der ihr sagte, dass der Zustand korrigierbar sei.

Zunächst musste das Nasengerüst wiederherstellend geformt werden. Dazu musste Knorpel transplantiert werden, weil viele Teile des Knorpelgerüsts operativ entfernt oder durch die Vernarbung verformt worden waren. Da bei der ersten Operation die Nasenscheidewand nicht angerührt worden war, gab es daraus entbehrliches Knorpelmaterial, das verwendet werden konnte.

Knorpeltransplantate wurden an unsichtbaren Stellen zur Stützung des Nasenstegs und zur Verbreiterung des zu schmalen Nasenrückens eingebracht, wodurch die Nase wieder natürlicher aussah. Gleichzeitig wurde dadurch das innere Nasenventil geöffnet, sodass die Atmung wieder freier vonstattenging. Mit mehreren sichtbar eingebrachten Knorpeltransplantaten wurde die nach der Voroperation deformierte Nasenspitze wiederhergestellt. Durch diese Transplantate wurde auch die Nase stabilisiert, um ein Verziehen während des Heilungsprozesses zu verhindern.

Bereits einige Wochen nach der Operation war eine Harmonisierung der Nasenform deutlich sichtbar. Als die Schwellung vollständig zurückging, sah die korrigierte Nase unauffällig und harmonisch aus. Die Nase war kein auffälliger Blickfänger mehr, sondern fügte sich harmonisch ins Gesicht. Auch die Atmung war wieder uneingeschränkt möglich. Die Patientin sagt, dass sie mit der korrigierten Nase ihre Lebensfreude wiedererlangt habe. Technische Mängel nach Voroperationen können, wie in diesem Beispiel gezeigt wurde, korrigiert werden, doch ist der damit verbundene Aufwand deutlich höher als bei einer Erstoperation.

2. Ich bin attraktiv und sehe nicht künstlich aus.

Nora Z. (48) ist eine sehr engagierte Ärztin, die für ihre Patienten nur das Beste will und außerhalb ihrer Ordinationszeiten auch als Notärztin arbeitet. Ebenso wichtig ist ihr die Familie – ihr Mann und die vier Kinder. Im Jahr 2007 hat sie der Tod ihres Vaters besonders hart getroffen. Mitten in einer beruflich stressigen Zeit ist er gestorben. Damals hatte sie die Grenzen ihrer Belastbarkeit erreicht. Die Überforderung hinterließ Spuren, denn eine angeborene Schwäche des Lidhebermuskels wurde verstärkt, wodurch sie mit halb offenen Augen durchs Leben ging, stets müde aussah und von ihrer Umgebung zu hören bekam: „Mach doch deine Augen auf!"

Als sie sich entschloss, ihre Augenlider operieren zu lassen, traf sie eine Kollegin nach deren Lifting. „Ich dachte mir entsetzt: Oh Gott, wie schaut denn die aus?!" Sorgfältig suchte sie sich den Plastischen Chirurgen aus. „Die Natürlichkeit des Aussehens muss nach der Operation gegeben sein, das kann nicht jeder Chirurg", weiß sie.

Ihre Lidoperation war schwierig und dauerte drei Stunden, das war mehr als doppelt so lang wie herkömmliche Operationen dieser Art. „Patienten sind Laien, sie erkennen die Leistung nicht und orientieren sich daher nur am Preis", spricht Nora Z. aus Erfahrung. Nach dieser Operation waren noch zwei kleine Korrekturen erforderlich, um eine perfekte Symmetrie der Lider zu erreichen. „Dr. Kuzbari ist eben ein Pedant", schmunzelt die Ärztin und freut sich über das Ergebnis. „Ich bin sehr glücklich, weil ich wieder offene Augen und Leuchtkraft besitze."

Die eigenen guten Erfahrungen haben sie überzeugt, denn seit ihrer ersten ästhetischen Operation hat sie zahlreichen Patienten das Kuzbari Zentrum empfohlen. „Einmal begleitete ich eine 18-jährige Frau ins Kuzbari Zentrum, die sehr zierlich ist und sehr kleine Brüste hatte. Sie hatte Hemmungen, allein zum Chirurgen zu gehen. Die Frau war auch nur 1,55 Meter groß und wünschte sich sehr große Brustimplantate. Dr. Kuzbari sagte klar und deutlich, dass er diese nicht implantieren würde, weil der ästhetische Gesamteindruck dadurch nicht stimmig wäre. Und die junge Frau konnte das annehmen. Das hat mir sehr imponiert."

In der Folge ließ sich Nora Z. wiederholt Falten unterspritzen und an mehreren Stellen operieren. „Ich finde, dass der Satz vom Altern in Würde ein Blödsinn ist! Wenn sich eine Frau nicht mehr attraktiv fühlt und mit ihrem Körper nicht klarkommt, dann ist eine ästhetische Operation vollkommen okay." Nora Z. ließ ihre Nase verschmälern und sich am Bauch, der nach vier Kaiserschnittentbindungen für sie zur Problemzone geworden war, operieren. „Ich habe auch eine Bruststraffung durchführen lassen, mit der ich sehr zufrieden bin." Kurzzeitig überlegte sie auch, eine zusätzliche Vergrößerung der Brust vornehmen zu lassen, doch davon riet ihr Dr. Kuzbari ab, weil sie aus seiner Sicht ästhetisch nicht notwendig war. „Seine Ablehnung hat mir zunächst nicht gefallen, deshalb fragte ich ihn, ob er eine solche Operation bei seiner eigenen Frau vornehmen würde", erzählte Nora Z. später. „Als er auch das verneinte, wusste ich, dass er mit seinem Standpunkt recht hatte."

Bislang hat Nora Z. neun ästhetische Operationen durchführen lassen und spricht ganz offen darüber. „Ich fühle mich jetzt viel wohler und habe ein besseres Lebensgefühl." Ihr Mann hatte ihr als Erster geraten, ihre Lider operieren zu lassen. „Die schmälere Nase gefällt ihm auch, und die strafferen Brüste bereiten ihm Freude", lacht sie. Wichtig ist ihr, dass sie natürlich aussieht und die Veränderungen im Rahmen bleiben.

Natürlich kosten neun Operationen eine Menge Geld, doch war ihr diese Investition in ihr Wohlbefinden den Preis wert. Auf Billigstangebote hätte sie sich niemals eingelassen, „denn Top-Qualität kostet eben mehr". Sie vergleicht diese Ausgaben mit einem Autokauf: „Man kann sich einen billigen Wagen kaufen oder ein Qualitätsfahrzeug. Wer sich ein billiges Auto kauft, hat immer wieder Probleme, doch wer in eine anerkannte Marke investiert, kann sicher sein, dass das Fahrzeug auch hält."

Sie wird sich auch in Zukunft noch operieren lassen, weil sie mit ihrem Aussehen auch im Alter zufrieden bleiben möchte. „Heute kann man etwas gegen die Alterserscheinungen tun, diese Möglichkeiten sollte man auch nutzen."

3. So wollte ich nicht 60 Jahre alt werden.

Der fünfzigste Geburtstag wurde für Iris F. (56) ein einschneidendes Erlebnis in ihrem Leben. Bei der Geburtstagsfeier hatte eine Kollegin sie fotografiert und ihr danach Fotos zugeschickt, „auf denen du so toll getroffen bist". Als Iris F. die Bilder sah, glaubte sie, vor Schreck umfallen zu müssen. „Auf diese Art hatte ich mich selbst noch nie zuvor gesehen." Sie war stets davon überzeugt gewesen, eine attraktive Frau zu sein, doch auf den Fotos blickte ihr eine harte Frau mit einer großen Nase und strengen Gesichtszügen entgegen, die sie nicht kannte und die sie auch nicht sympathisch fand. Sie ging zu ihrer Mutter und fragte diese, warum sie nie etwas gesagt habe. „Ich dachte, deine Nase wäre kein Problem für dich", antwortete die Mutter. Von da an wusste sie: „So will ich nicht sechzig Jahre alt werden."

Zu dieser Zeit traf Iris F. eine ehemalige Kollegin wieder, die plötzlich zwanzig Jahre jünger aussah. Sie wirkte nicht mehr so streng, sondern attraktiv und freundlich. „Ich habe mir die Nase machen lassen", verriet die Freundin unbekümmert. Daraufhin vereinbarte Iris zwei Arzttermine in Wien. „Nach dem ersten Termin hatte ich ein schlechtes Gefühl und suchte ohne große Erwartungen den zweiten Arzt auf." Im Kuzbari Zentrum fühlte sie sich von der Atmosphäre her wohl, und Dr. Kuzbari vermittelte ihr das Gefühl, bei ihm gut aufgehoben zu sein. Sie entwickelte das notwendige Vertrauen, um sich operieren zu lassen.

„Ich gab dem Arzt jede Freiheit und wollte nur eine Nase, die zu meinem Gesicht passt", beschreibt Iris F. die Vorgaben. Das Ergebnis übertraf ihre Erwartungen. „Ich war früher eine hübsche Frau, jetzt bin ich noch schöner", schwärmt sie und bereut, die Operation nicht schon mit dreißig Jahren gemacht zu haben.

Iris F. ist Managerin in einer Bank. Am Arbeitsplatz hat sie niemand auf die Operation angesprochen, nur wenigen Menschen hat sie davon erzählt. Einem einzigen Kunden sei die Operation bislang aufgefallen, weil dieser selbst schon dreimal an der Nase operiert worden war und daher offenbar einen sensibleren Blick dafür hat. Verändert hat sich allerdings die Wirkung von Iris F. auf andere Menschen. „Ich wirke weniger streng, weniger unnahbar. In Kundengesprächen kann ich mehr Nähe vermitteln. Früher hatte man unglaublich viel Respekt vor mir, jetzt wirke ich freundlicher."

Als Iris F. ihrer Familie die Absicht mitteilte, sich die Nase operieren zu lassen, stieß sie zunächst auf sehr wenig Verständnis. „Sie haben es unglaublich gefunden, dass mich die Nase nach fünfzig Jahren plötzlich stört." Ihre Tochter meinte zunächst: „Mama, das hast du gar nicht notwendig." Heute sagt sie: „Gut, dass du es hast machen lassen." Ihr Lebensgefährte findet das Ergebnis auch toll, obwohl ihn die Nase zuvor nicht gestört hat, denn er meint: „Das Gesamtpaket war immer stimmig."

Für Iris F. hat sich das Selbstwertgefühl am meisten verändert. Nach ihrer Operation fühlt sie sich frei und ungezwungen. „Früher war ich unsicher und hatte Angst, kein perfektes Bild abzugeben. Heute übernachte ich ohne Probleme in Berghütten und mache mir am Morgen keine Sorgen über mein Aussehen." Sie hat das Gefühl, alles sei jetzt dort, wo es hingehört. Vielleicht lässt sie sich in zehn Jahren liften. Es kommt darauf an, ob sie sich dann aufgrund der Gesichtsalterung unwohl fühlen wird. „Wenn man Bedenken hat, dass etwas nicht passt, dann soll man etwas dagegen machen lassen", rät sie anderen Frauen. „Die Lebensqualität ist einfach eine andere, eine bessere."

4. Traumatherapie durch Brustverschönerung.

Susanne K. (35) hatte keine leichte Kindheit. Die Mutter war Alleinerzieherin und Alkoholikerin. Wenn die Belastung für sie zu groß wurde, schlug sie ihre beiden Kinder. Mit zehn Jahren wurde Susanne das erste Mal vom damaligen Freund der Mutter sexuell missbraucht, einem angesehenen Manager. An die Mutter konnte sie sich nicht wenden, die hatte sogar Geld vom Freund bekommen. Susanne musste den Mund halten.

„Ich fühlte mich beschmutzt und befleckt", erzählt sie heute. „Ich war innerlich kaputt, musste mich als Nutte hergeben, kam mit meiner Sexualität nicht zurecht und hatte das Gefühl, der Missbrauch stehe mir auf der Stirn geschrieben." Susanne K. ist eine attraktive Frau, arbeitete mittlerweile sogar als Unterwäsche-Model für namhafte Firmen, dennoch konnte und wollte sie ihren Körper nicht annehmen.

Schon mit sechs Jahren hatte sie ihre erste Familientherapie, die von der Fürsorge wegen der schlagenden Mutter verordnet worden war. Es folgten zahlreiche Einzel- und Gruppentherapien und auch mehrmonatige stationäre Aufenthalte wegen Bulimie und schwerer Depressionen. Susanne K. war zeitweise suizidgefährdet. „Ich hatte 14 oder 15 verschiedene Therapeuten. Ich probierte Maltherapie, autogenes Training, Hypnose und Yoga. Ich schrieb Ess- und Depressionstagebücher. Kurzfristig war das Reden angenehm, doch nach einer Therapie fiel ich in ein tiefes Loch. Man sagte mir, ich müsse mich selbst liebhaben, mich so akzeptieren, wie ich bin, und meine Stärken einsetzen. Mit positivem Denken sollte ich positive Energie bekommen – das alles brachte gar nichts."

Susanne K. bekam Depressionen, zog sich immer weiter aus der Gesellschaft zurück. Sie hatte das Gefühl, wie ein zerbrochenes Gefäß zu sein, das man notdürftig zu kitten versuchte. Was nichts half, denn das Wasser lief dennoch unaufhaltsam aus. Schon als Kind hatte sie an einen Gott geglaubt, der von Konfessionen unabhängig ist. Woher sie den Glauben hatte, weiß sie nicht, denn in ihrer Familie sei niemand gläubig. In der schwersten Zeit ihres Lebens hatte sie aber auch den Glauben verloren. „Damals war ich halb tot", blickt sie heute zurück.

Anfang 2015 sagte sie sich: „Entweder fange ich an zu leben, oder ich gehe drauf." Ihr Hilfeschrei war: „Ich muss was an mir machen lassen, was Gutes für die Seele reinoperieren lassen." Susanne K. hatte eine an sich unauffällige Brustform, aber eine für sie zu kleine BH-Körbchengröße. „Frauen haben mit ihren Brüsten ein großes Glück mitbekommen", meint sie, doch ihre eigenen konnte und wollte sie nicht akzeptieren. Zudem waren ihre Brüste in ihrer jetzigen Form entwertet worden. „Ich hatte kein Wertgefühl als Frau, glaubte, Männern nur dann zu gefallen, wenn ich mich ihnen sexuell hingebe. Beim Sex empfand ich gar nichts." Die Brust ist allerdings ein wichtiges Merkmal, Zeichen und Symbol für die Weiblichkeit. Also beschloss sie: „Ich will eine neue, wunderschöne, perfekte Brust haben."

Das Problem war nur, dass sie kein Geld hatte, um eine Brustoperation zu finanzieren. Sie überlegte Betrügereien, Tricks und sogar Prostitution, doch dann entschied sie sich für den ehrlichen Weg. Im Internet fand sie eine interessante Website, zwei Tage später hatte sie mit dem Plastischen Chirurgen einen Termin. „Ich erzählte ihm meine Lebensgeschichte, legte Lebenslauf und Zeugnisse bei und sagte ihm offen, dass ich mir nur 100 Euro im Monat leisten kann, die Brustvergrößerung aber brauche. Sie war irgendwie lebenswichtig für mich!"

Die Brust wurde untersucht, ihre Vorstellungen wurden besprochen. Körbchengröße D wollte sie haben. Für die perfekte Brust war auch noch eine Bruststraffung notwendig. „Ich wurde nicht wie jemand behandelt, der nichts hat, sondern wie eine Prinzessin, wie eine Königin." Das Ergebnis sollte sie glücklich machen, es wurden verschiedene Alternativen kalkuliert, und am Ende kam dabei ein Preis von 8.000 Euro heraus, die Susanne K. in achtzig Monatsraten abbezahlt.

„Wenn Gott es will, soll es auch geschehen", sagte sie sich, und am 18. Mai 2015 wurde sie operiert. „Das war mein zweiter Geburtstag, an diesem Tag wurde mein Leben gerettet." Die Operation hatte sicherlich auch einen starken Symbolcharakter, sie gab ihr das Gefühl, das Schlechte in ihr sei raus- und etwas Gutes reinoperiert worden: „Es war wie ein Tumor, der rausgeholt wurde."

Für Susanne K. war ihre Brustoperation die Operation ihres Lebens. Ein Jahr nach der Operation fühlt sie sich gesund, betreibt Sport und meint: „Nicht alles, aber 80 Prozent sind besser geworden. Ich habe endlich das Gefühl, innen und außen sind eins." Durch die Operation ist wieder Ruhe in ihr Leben eingekehrt. Sie fühlt sich schön und zeigt sich seit Jahren wieder privat im Bikini. Seit der Operation weiß sie: „Ich bin eine Frau, und ich habe einen Wert." Und sie hat Nein-Sagen gelernt.

Was den Missbrauch betrifft, wollte sie nach der Operation den Täter verklagen, doch als sie den Mut zu diesem Schritt gefasst hatte, war die Tat um gerade zwei

Monate verjährt. Susanne K. sprach noch einmal mit ihrer Mutter, machte ihr Vorwürfe, weil sie ihr missbrauchtes Kind damals nicht beschützt und sogar Geld dafür genommen hatte. „Ich habe den Kontakt zu ihr vollkommen abgebrochen." Susanne K. rief auch beim Täter an und erfuhr von dessen Tochter, dass dieser mittlerweile an Alzheimer-Demenz erkrankt sei. „Ich erzählte der Tochter meine Geschichte. Sie war überhaupt nicht überrascht und sagte nur, ich sei nicht das einzige von ihrem Vater missbrauchte Kind gewesen."

Susanne K. hat, wie sie meint, durch die Brustoperation ihren Frieden gefunden und ihr Missbrauchstrauma endlich verarbeiten können. Geholfen hat auch eine begleitende Psychotherapie. „Heute bin ich ein neues Gefäß ohne Sprung, aus dem nichts mehr ausrinnt."

5. Ich schaue mich wieder gern im Spiegel an.

Seit ihrer Pubertät litt Martina H. (28) unter ihren asymmetrischen Brüsten. Die linke Brustwarze war gut vier Zentimeter tiefer als die rechte, und bei der Falte unter der Brust bestand ein Unterschied von ein bis zwei Zentimetern. Überhaupt war die linke Brust deutlich größer als die rechte.

„Mit so gravierend unterschiedlichen Brüsten kann und will ich nicht länger leben!", klagte die junge Frau und entschloss sich zu einer Brustoperation. Der Leidensdruck war zu groß geworden. Schon in der Schule hatte sie sich beim Turnunterricht geniert, vor anderen Menschen entblößte sie sich nicht, ins Freibad ging sie nicht, an Sauna war gar nicht zu denken. „Ich konnte bisher keine wirkliche Partnerschaft leben, weil ich mich durch den Makel meiner Brust minderwertig, unattraktiv und nicht begehrenswert fühlte."

Im Rahmen der Konsultation wurde nach dem Scan der Brust das 3-D-Bild genau vermessen. Dabei zeigte sich, dass zwischen der linken und der rechten Brust ein Volumensunterschied von fast 300 Millilitern bestand. Der mit dem Plastischen Chirurgen vereinbarte Operationsplan sah vor, dass die linke Brust verkleinert und gestrafft und danach beide Brüste in gleicher Weise vergrößert werden sollten.

Es wurde ihr erklärt, dass bei der Straffung Narben unvermeidbar sind. Sie verlaufen um den Brustwarzenvorhof und von dort nach unten bis zur Brustfalte. Die Erfahrungen zeigen allerdings, dass diese Narben mit der Zeit sehr unauffällig werden, aber niemals ganz verschwinden. „Ich lebe lieber mit einer Narbe, die verblasst, als mit meinen asymmetrischen Brüsten", wog Martina H. die Vor- und Nachteile ab. Geplant war, dass die Brüste durch die Operation symmetrisch und ästhetisch aussehen. Martina hoffte, dass damit auch der psychische Leidensdruck der vergangenen Jahre verschwinden würde.

„Ich hoffe, dass das Resultat wunderschön ist und ich zufrieden sein werde", meinte Martina H. vor ihrer Operation. „Danach will ich ganz normal, wie alle anderen, alles anziehen können und mir keine Gedanken mehr machen müssen." Sie war nervös und angespannt, kannte das minimale Risiko der Narkose, doch blickte sie erwartungsvoll in die Zukunft.

Vor dem Eingriff wurde die Brust nochmals vermessen und angezeichnet. Dabei zeigte sich, dass die linke Brustwarze ganze fünf Zentimeter gehoben werden musste. Bei der Operation wurde unter Beachtung der Sensibilität und Durchblutung der Brustwarzen die Brustform korrigiert und der Unterschied des Volumens angeglichen. Danach erhielt Martina H. zwei gleich große, mit Polyurethanschaum beschichtete Implantate unter den Brustmuskel implantiert.

Die Operation war technisch aufwendig und dauerte etwas länger als zwei Stunden. Zwei Tage nach der Operation konnte Martina H. leichte körperliche Tätigkeiten verrichten, eine Woche später konnte sie an ihrem Schreibtisch sitzen und war wieder arbeitsfähig. Einen Monat musste sie Tag und Nacht einen Sport-BH tragen, doch war sie im Alltag überhaupt nicht mehr eingeschränkt. Nach fünf Wochen konnte sie wieder Sport betreiben. Spätestens zu diesem Zeitpunkt war ihr klar, dass die Operation ein voller Erfolg war. „Ich habe nicht mit so einem tollen Ergebnis gerechnet", meint Martina H., zumal der Formunterschied ihrer Brüste doch sehr groß war.

Durch die Operation hat sich auch Martinas Auftreten verändert. Statt weitem Schlabberlook traut sie sich heute, modische und enge Kleider mit einem tiefen Ausschnitt zu tragen. „Mein Körpergefühl ist ganz anders, ich fühle mich wie ein neuer Mensch. Ich bin jetzt viel offener und lebensfroher", schwärmt sie, „die Sommer im Bikini sind gerettet." Seit der Operation fühlt sie sich selbstbewusster. „Ich kann mich wieder im Spiegel anschauen", freut sie sich. „All das wäre früher gar nicht möglich gewesen."

6. Ästhetische Eingriffe sind wie Cocktails.

Sandra C. (51) ist diplomierte Barkeeperin und leitet zwei exklusive Innenstadtbars. Von Montag bis Samstag haben diese bis vier Uhr früh geöffnet. Dieser Job ist manchmal eine große Belastung, doch macht ihn Sandra C. gerne. In früheren Jahren hat sie in Tokio und Los Angeles gelebt und gearbeitet, stets in der Luxus-Gastronomie. Sie weiß, wie wichtig Disziplin und Qualität sind. Sie weiß aber auch, wie wichtig es ist, im Nachtgeschäft auf die Gesundheit zu achten. „Ich bin kein Gesundheitsfreak, aber ich rauche nicht, trinke Alkohol nur sehr mäßig, bemühe mich, halbwegs ausgewogen zu essen und ein wenig Sport zu betreiben", meint sie. „Außerdem habe ich immer schon auf eine gute Hautpflege geachtet und im Sommer Sonnenschutzfaktor 50 verwendet."

Sandra C. ist zierlich und wirkt wie Mitte 30. „Weil ich sehr schlank bin, fällt mir allerdings das Gesicht ein, das heißt, meine Wangen haben zu wenig Fülle, wodurch ich müde und manchmal auch kränklich wirke." Schon vor einigen Jahren unterzog sie sich das erste Mal einer Filler-Behandlung. „Das war aber nur sehr oberflächlich und hat gar nichts gebracht. Was eine professionelle Behandlung ausmacht, weiß ich erst, seitdem ich Dr. Kuzbari kenne."

Die Arbeit eines Ästhetischen Chirurgen vergleicht Sandra C. mit der eines Barmixers. „Die Masse kann gute Qualität von schlechter kaum unterscheiden. Sie trinken oft billigen Fusel, nur weil der Cocktail drei Euro weniger kostet." In ihren Bars bietet sie qualitativ hochwertigste Markenware an, und die Zutaten dafür, wie z. B. Fruchtmark, sind handgemacht. Hinzu kommen Ambiente, Dekoration und Glaskultur. Sie serviert eigene Cocktail-Kreationen, deren Rezepte sie streng hütet. „Bei mir bekommen die Gäste einen Ferrari", verspricht sie und weiß, dass sie diese hohen Erwartungen Nacht für Nacht erfüllen muss. „Dieses spezielle Know-how haben Massen-Barkeeper nicht, genauso sehe ich die Unterschiede bei Schönheitschirurgen."

Sandra C. ist stolz darauf, eine gute und gepflegte Haut zu haben. Nach den ersten schlechten Erfahrungen weiß sie jetzt, wie ihr Gesicht nach einer sehr gut gemachten Filler-Behandlung aussieht. Durch die Kombination mit einer Botulinumtoxin-Behandlung sieht ihr Gesicht frisch und gesund aus. Alle vier bis fünf Monate unterzieht sie sich einer Nachbesserung. Pro Jahr investiert sie rund 2.000 Euro in diese Behandlungen. „Diese Investition sind ich und mein Aussehen mir wert", meint sie und weist auch auf die Kosmetiklinik von Dr. Kuzbari hin. „Wenn ich früher gewusst hätte, dass es diese gibt und dass die Wirkung so gut ist, hätte ich mir viel Geld erspart."

Weil noch immer zu wenig offen über Ästhetische Medizin gesprochen wird, wissen Patienten oft nicht, was gute Qualität ausmacht. „Menschen lassen sich oft von lautstarken Blendern täuschen, die sich in den Mittelpunkt stellen", meint Sandra C. kritisch. Sie hat die Erfahrung gemacht, dass sich Chirurgen, die ihr Handwerk beherrschen, zurückhalten. „Promi-Ärzte bringen es meist nicht", ist sie kritisch und zieht erneut Parallelen zu guten Barkeepern, die man in Insider-Kreisen wohl kennt, die sich aber nicht in der Öffentlichkeit produzieren.

7. Von der „Geierwally" zur neuen Nase.

Mit zwölf Jahren wurde die Nase von Silvia H. wegen eines Furunkels, einer eitrigen Entzündung, operiert. Dabei wurde ihr der Knorpel der rechten Seite entfernt. Im Laufe der Jahre senkte sich die Nasenspitze, wodurch ein Nasenhöcker besonders stark betont wurde. „Du bist schiach", meinte ihre Mutter, „du hast eine hässliche Nase." Und auch die anderen verspotteten das Mädchen und später dann die Frau. Mit „Geierwally" oder „Papagei" wurde sie wegen ihrer ausgeprägten Hakennase sekkiert.

Im Laufe der Jahre überlegte Silvia H. einige Male, sich die Nase operieren zu lassen, doch zum einen bezahlte die Krankenkasse diesen Eingriff nicht, zum anderen fand sie auch keinen Chirurgen, der diese anspruchsvolle Operation gemacht hätte. Jahrzehntelang hatte ihr Selbstwert unter der Nase gelitten. Nach den Mitschülern spotteten ihre Kollegen mehr oder weniger offen über sie. „Ich habe ein hübsches Gesicht, wegen der Nase hatte ich dennoch das Gefühl, mich verstecken zu müssen", erinnert sich Silvia H. ungern an diese Zeit zurück. Auf einer zehnteiligen Skala, bei der die Stufe 1 „sehr niedrig" und die Stufe 10 „sehr hoch" ist, lag ihr Selbstwert vor der Operation bei einem Wert von 3. Im Herbst 2015, damals war sie 54 Jahre alt, beschloss sie, „den Makel richten zu lassen".

In einer aufwendigen vierstündigen Operation wurde ihre Nase korrigiert, wobei der fehlende Knorpel transplantiert werden musste. Groß war ihre Aufregung am Tag, als der Verband abgenommen wurde. Dr. Kuzbari warnte sie und meinte, die geschwollene Nase sehe noch wie eine Kartoffel aus. „Ich sah die verschwollene Nase mit ihren Blutkrusten und wusste, jetzt ist sie lieb", erinnert sich Silvia H. Die korrigierte Nase entsprach ihrem persönlichen Selbstbild, sie war so, wie sie sich selbst sah. „Ich war von Anfang an glücklich und dankbar, die Operation hat meine Seele gerettet." Ein halbes Jahr nach ihrer Nasenoperation sieht sie sich auf Stufe 10 der Zufriedenheitsskala.

Bis heute hat Silvia nur wenigen Menschen von ihrer Nasenoperation erzählt und wundert sich, dass diese kaum jemandem auffällt. Sie erhält Komplimente, hört, dass sie gut aussieht, doch sogar ihrer Freundin, die sie schon seit vierzig Jahren kennt, ist die Operation bisher nicht aufgefallen. Vielleicht liegt dieses Phänomen an der Kongruenz, an der Übereinstimmung ihres Gesichtes in der Öffentlichkeit mit ihrem inneren Bild. Ihr Mann, von dem sie getrennt lebt, meint: „Wenn ich dich nur früher so kennengelernt hätte. Jetzt bist du noch schöner."

Für Silvia H. waren die 8.200 Euro für die Operation eine hohe Investition, die sich allerdings voll ausgezahlt hat: „Ich würde es wieder machen und kann das jedem nur empfehlen, der unter einem solchen Makel leidet." Gleichzeitig warnt sie allerdings auch vor Billigoperationen im Ausland. „Eine Freundin ließ sich in Polen operieren, das ist komplett misslungen." Silvias Leben hat sich grundlegend verbessert: „Ich bin das, was ich bin." Und ihrer Mutter hat sie inzwischen auch schon verziehen.

8. Erfolglosigkeit oder Schönheits-OP?

Herbert P. (54) ist gewerblicher Versicherungsmakler, in der Branche ist er seit seinem 20. Lebensjahr. Nach der Matura und dem Bundesheer hatte er bei einem renommierten Versicherungsunternehmen als Lehrling begonnen. Danach musste er sich zwischen Innendienst und Außendienst entscheiden. Er entschied sich für den Verkaufsaußendienst, weil er sehr kommunikativ ist, Menschen mag, gerne lösungsorientiert arbeitet, aber auch, weil er dort mehr verdienen konnte. Dabei half ihm auch sein gutes Aussehen. Früher genügten ein gut sitzender Anzug und eine gepflegte Frisur, ab vierzig Jahren merkte er, dass die Jahre nicht spurlos an ihm vorbeigegangen waren.

„Natürlich bin ich eitel", meint er. Er vertritt die Meinung, dass man gerade in der Versicherungsbranche Versprechungen halten muss. „Er- und Ablebensversicherungen werden ja nicht mit dem Ziel abgeschlossen, dass beim Tod die volle Versicherungssumme fällig ist, sondern dass nichts passiert und man sich am Ende der Laufzeit mit dem Geld einen schönen Lebensabend finanzieren kann."

Herbert P. wurde Starverkäufer bei seiner Versicherung. Zweimal wurde er im Laufe seiner Karriere abgeworben, insgesamt schaffte er es dreimal, zu den besten Verkäufern aufzusteigen. Zuletzt sah er keine Entwicklungsmöglichkeit mehr nach oben, also entschloss er sich zur Selbständigkeit. „Ich habe hervorragende Kontakte zu großen Unternehmen, ich kenne viele Entscheidungsträger, ich weiß, wie das Geschäft läuft", erzählt er und schildert, wie wichtig persönliche Treffen, aber auch Präsentationen vor solchen Entscheidungsträgern sind. „Versicherungsprodukte sind oft austauschbar oder zumindest sehr ähnlich", verrät er und meint, „gerade deshalb kommt der Persönlichkeit des Verkäufers oder Maklers große Bedeutung zu. Wer mir vertraut, der unterzeichnet auch einen Vertrag, da bin ich selbstsicher genug."

Mit 45 Jahren machte er sich selbständig, das Geschäft lief gut an – trotz Wirtschaftskrise. Doch nach wenigen Jahren fiel ihm auf, dass ihm der eine oder andere Geschäftsabschluss nicht mehr gelang. „Meine Präsentationen waren großartig", analysiert er, „aber irgendetwas passte plötzlich nicht mehr." Eines Tages hörte er zufällig den Geschäftsführer eines potenziellen Kunden seinen Controller fragen: „Sagen Sie mal, wie lange hat der P. noch bis zur Pension? Wenn wir heute abschließen und in drei Jahren ist er weg, dann ist mir das zu riskant." Dieses belauschte Gespräch erschütterte ihn tief, war er damals doch noch keine 48 Jahre alt und sicherlich drei, vier Jahre jünger als der Geschäftsführer.

„Ich blickte damals tief in den Spiegel und sah, dass ich Hamsterbacken bekommen hatte, die schwer nach unten hingen. Beim Rasieren fiel mir das Doppelkinn störend auf, und meine Augen wirkten wegen der Schlupflider und der Tränensäcke müde. Früher hatte ich sehr viel Energie ausgestrahlt, im Spiegel sah ich plötzlich einen müden, älteren Herrn." Zuerst probierte Herbert P. es mit einer Hyaluronsalbe und anderen Substanzen, die seiner Haut mehr Feuchtigkeit geben sollten. „Niemals hätte ich gedacht, mich unters Skalpell zu legen", schildert er, „doch ich bemerkte, dass die Cremen das Problem nur oberflächlich behandeln und in keiner Weise stoppen konnten." Außerdem war er sich sicher, dass sich sein müdes, abgespanntes Aussehen negativ auf seinen Verkaufserfolg auswirkte. „Es trat eine Wechselwirkung zwischen Körper und Geist ein", versucht Herbert P. das Phänomen zu erklären. „Ich sah immer mehr einem alten Hund ähnlich. Genauso fühlte ich mich auch. Am Ende wusste ich nicht mehr, ob mein Aussehen aufgrund des schlaffen Bindegewebes so traurig war oder die Folge meiner fast schon depressiven Stimmung. Auf alle Fälle wollten immer weniger Kunden bei mir Verträge abschließen."

Rund um seinen 50. Geburtstag erzählte ihm ein Kollege von dessen Lidstraffungsoperation. „Der Mann ist älter als ich und sah zehn Jahre jünger aus." Herbert P. suchte drei Schönheitschirurgen auf, alle drei rieten ihm zu einer anderen Behandlung. „Keiner beschäftigte sich mit mir", klagt er noch heute. Der vierte Plastische Chirurg fragte ihn, was er sich selbst wünsche, was seine Ziele seien. „Bisher war das nur ein unangenehmes Gefühl gewesen, das mich gestört hatte, nach dieser Frage musste ich mein Bedürfnis in klare Worte fassen." Er wollte wieder seine Ausstrahlung von früher haben, den leuchtenden Blick, das strahlende Lächeln. „Ich wollte und will nicht jünger sein, als ich bin, aber ich möchte auch nicht älter wirken."

Der Plastische Chirurg erklärte ihm, dass er eine dicke, aber auch schlaffe Haut habe, die zu den hängenden Augenlidern, Wangen und dem schlaffen Kinn führe. Eine Lid- und Gesichtsstraffung wollte Herbert P. haben, ohne dabei seinen Typ zu verändern oder gar zu verlieren. „Ich wollte mit über fünfzig nicht in ein fremdes Spiegelbild schauen und auch nicht zu einer leblosen Maske erstarren", gibt er seine anfänglichen Bedenken wieder. Gleichzeitig fragte er sich, wie seine Freunde, seine Kollegen, seine Kunden wohl auf die Operation reagieren würden.

„Mein Arzt bat mich, ein Foto von mir mitzubringen, das meinen Idealen am ehesten entsprach." Mit vierzig Jahren hatte er eine Fotoserie aufnehmen lassen, die ihm gefiel. Diese bildete die Grundlage für den Behandlungsplan. Die zu operierenden Stellen wurden unter dem Einfluss der Schwerkraft mit einem Stift im Sitzen angezeichnet. Danach wurde fast vier Stunden operiert. Dabei wurde überschüssige Haut entfernt und abgesunkenes Fettgewebe in die ursprüngliche Position zurückverlagert. Um dem altersbedingten Gewebeschwund entgegenzuwirken, wurde körpereigenes Fettgewebe am Unterlid-Wangen-Übergang verpflanzt.

„Drei Wochen war ich offiziell auf Urlaub", erzählt Herbert P., drei Monate später hatte er seine erste Präsentation. „Keiner hat gemerkt, dass ich operiert worden war, aber alle sagten, ich sehe gut aus, erholt, frisch, munter und vor allem leistungsfähig." Natürlich freut er sich, dass er heute gut zehn Jahre jünger aussieht, doch mit dem vitaleren Aussehen kam auch seine Freude an der Arbeit wieder zurück. „Erfolg hat sicher etwas mit dem Können und der fachlichen Leistung zu tun, doch bevor man diese unter Beweis stellen kann, vermittelt das Aussehen einen ersten Eindruck. Ist dieser schlecht, dann hat man, wenn man über fünfzig ist, kaum noch eine Chance, mit seinem Fachwissen zu punkten. Ob das gut und richtig ist, bleibt dahingestellt, ich weiß, dass ich durch meine Operation wieder zurück auf die Siegerstraße gekommen bin."

9. Das bin doch nicht ich.

Hermine F. (63) ist eine sportliche Frau. Sie hat noch immer Kleidergröße 38, geht fünfmal die Woche mit Freundinnen nordic walken und ernährt sich sehr bewusst. Früher war sie Volksschullehrerin, heute engagiert sie sich in der Pfarre.

Vor drei Jahren durchlebte sie ihre schlimmste Ehekrise. Nach über 32 Ehejahren dachte ihr Mann Karl (65) ernsthaft über eine Scheidung nach. Damals wurde ihr der Boden unter den Füßen weggerissen. Sie wollte den Grund wissen, doch ihr Mann konnte ihr keinen nennen. Er hatte keine Geliebte, keinen neuen Freundeskreis und auch keine neuen Hobbys. Im Gegenteil, er wirkte gar nicht unternehmungslustig, sondern sogar niedergeschlagen, bedrückt, pessimistisch. „Ich will so einfach nicht mehr länger weitermachen", antwortete er auf ihre drängenden Fragen.

An Scheidung hatte sie niemals zuvor gedacht. Was sollte mit dem Haus geschehen? Was würden die Kinder und Enkelkinder sagen? Und auch die Meinung der Nachbarn war ihr nicht egal. An die Freundinnen wollte sie gar nicht denken.

Nach dem ersten Schock begann sie zu kämpfen, nicht ohne Gegenwehr wollte sie sich geschlagen geben. Eine Freundin empfahl ihr eine Paartherapeutin. Um ihr eine „Freude" zu machen, willigte ihr Mann ein, zu dieser mitzugehen. Passiv saß er am Anfang da, wiederholte nur, dass er so nicht weitermachen wolle, konnte aber weder Grund noch konkretes Ziel nennen. Die Lage schien aussichtslos.

Für die zweite Therapiestunde sollten die beiden ein Foto aus glücklichen Tagen mitbringen. Die Auswahl war ihr nicht leichtgefallen. Ein Urlaubsfoto hatte sie ausgewählt, glücklich waren sie vor rund 15 Jahren einen gelben Sandstrand in Portugal entlanggeschlendert. Die Therapeutin gab Hermine und Karl einen Spiegel in die Hand und forderte sie auf, zu beschreiben, was sie sahen. „Ich sehe ein altes, zerfurchtes Gesicht", sagte ihr Mann. „Das hat nur mehr wenig Ähnlichkeiten mit dem Mann auf dem Foto." Als Hermine F. das hörte, spürte sie eine tiefe Traurigkeit in sich aufsteigen, weil auch sie plötzlich ihre Veränderung deutlich wahrnahm. Die Wangen waren eingefallen, die Lippen schmal, die Falten um den Mund tief geworden. „Das bin doch nicht ich", sagte sie halblaut zu sich selbst. „Wann bin ich nur so alt geworden?"

Die Therapeutin hatte offenbar den Kern des Problems getroffen: das Alter mit den damit verbundenen äußeren Erscheinungen. Hermine war körperlich sehr fit, darum hatte sie gar nicht so wahrgenommen, dass ihre Gesichtszüge hart, angespannt und fast verbissen geworden waren. Doch ihr Mann hatte die Veränderung tagtäglich gesehen und sich gedacht, der Gesichtsausdruck seiner Frau liege an ihm und an seinen müden, traurigen Gesichtszügen. Nach und nach war er in eine Depression geschlittert, fühlte sich kraftlos, nutzlos, unattraktiv und auch nicht mehr begehrt. Er spürte auch, dass seine Kräfte nachließen. Was blieb, war nur mehr sein Bild eines alten Mannes.

Im Gespräch mit der Therapeutin versicherten beide, eigentlich gar nicht so zu sein, wie sie nach außen hin wirkten. Sie beschrieben sich als fröhlich, heiter, optimistisch, lebensfroh – doch ihre Gesichter erzählten eine andere Geschichte. Mit jedem Blick in das einstmals schöne Gesicht seiner Frau empfand Karl Angst vor dem eigenen Altern, vor Krankheiten, vor Leiden und Tod. Dem wollte er entfliehen, darum sah er in der Scheidung den letzten Ausweg. „Außerdem musst du mich dann auch nicht mehr anschauen", meinte er resignierend.

Nach drei weiteren Therapiestunden war den beiden klar, dass die Ursache im Äußeren lag und nicht in ihrem Inneren. Dort waren noch jede Menge Liebe, Wertschätzung und Verbundenheit vorhanden. „Was hältst du davon, wenn wir, statt auf Urlaub zu fahren, die Zeit in eine Schönheitsoperation investieren?", schlug Hermine ihrem Mann vor. Der blickte sie zunächst entgeistert an – ein Mann lässt doch keine Schönheits-OP machen. Doch als die positiven Auswirkungen besprochen wurden, konnte er sich plötzlich vorstellen, welche Wirkung auf andere und auch auf sich selbst er wieder haben könnte.

Die beiden informierten sich, besuchten drei Plastische Chirurgen und trafen dann eine Entscheidung. „Wenn wir schon was machen lassen, dann soll es auch was Ordentliches sein", sagten sie sich und entschieden sich für eine Gesichts- und Halsstraffung sowie für eine Ober- und Unterlidoperation. Beim Mann wurden nur die Oberlider und Unterlider gemacht und körpereigenes Fett verpflanzt. Bei Hermine F. kam noch eine Lippenunterspritzung hinzu, bei der mit Hyaluronsäure die kleinen Fältchen um den Mund sowie die hängenden Mundwinkel korrigiert wurden.

Unmittelbar nach der Operation – sie wurden nicht gleichzeitig operiert – erschraken beide. Sie zweifelten an der Richtigkeit ihrer Entscheidung, als sie sich im Spiegel betrachteten, denn im verschwollenen Zustand sahen sie schlimmer aus als zuvor. Doch nach drei Wochen erkannten sie deutlich die erzielte natürliche Verjüngung, und nach einem Vierteljahr waren sie mit dem Endresultat mehr als nur zufrieden. „Du hast wieder deine strahlend blauen Augen bekommen, in die ich mich verliebt habe", sagte sie zu Karl, und er sagte in der letzten Therapiesitzung: „Deine vollen Lippen habe ich so vermisst." An Scheidung denken die beiden heute nicht mehr, im Gegenteil, sie bereuen sogar, nicht schon früher eine ästhetische Operation in Anspruch genommen zu haben.

10. Der falsche Lebenspartner hat Spuren hinterlassen.

Christine T. (56) arbeitet nach ihrer ästhetischen Operation nebenberuflich als Model für Senioren-Produkte. Dieses Hobby hätte sie sich früher nicht vorstellen können. Vor sechs Jahren betrachtete sie sich im Spiegel und entdeckte eine tiefe Zornesfalte in ihrem Gesicht. „Ich war entsetzt, weil ich mich selbst als fröhliche und lebenslustige Frau bezeichnet hätte, zu der der strenge Gesichtsausdruck gar nicht passte." Sie dachte nach, woher der strenge Gesichtsausdruck wohl stammte, und erkannte, dass sie schon seit Jahren mit ihrer Partnerschaft nicht mehr zufrieden war. So beschloss sie zum einen, sich von ihrem Mann zu trennen und die Kinder künftig alleinerziehend zu betreuen, und zum anderen, einen Ästhetischen Chirurgen aufzusuchen.

Christine T. arbeitet als Sprechstundenhilfe in einer medizinischen Praxis, in der auch kleinere ästhetische Eingriffe durchgeführt werden. Sie entschloss sich jedoch, einen Arzt in Wien zu konsultieren. Dort war sie beim ersten Treffen erstaunt, dass dieser ihr nicht gleich sagte, was er an ihrem Gesicht ändern wolle. „Stattdessen fragte er mich, was mich stört. Und als ich es ihm sagte, meinte er, jetzt, wo ich es ihm sage, könne er nachvollziehen, was meine Problemzone sei."

Die alte „Nivea-Generation" habe, so Christine T., Probleme damit, etwas mit ihrem Gesicht machen zu lassen, obwohl sie auch einige Witwen kennt, „die wieder Gas geben". Die meisten schmieren sich allerdings nur Creme rauf und meinen, das sei genug. „Dafür machen bei den Vierzig- bis Sechzigjährigen fast alle was, und das ist auch gut so, denn wenn man Sorgenfalten nicht mehr länger haben will, kann man durch ästhetische Behandlungen seine Vergangenheit am besten aufarbeiten." Wenn man morgens nicht in ein zerknittertes Gesicht blicken wolle, könne man heute problemlos etwas dagegen tun. „Ich brauche meine Kraft, um meine Alltagsprobleme zu bewältigen, und will sie nicht für den Ärger über mein Aussehen vergeuden."

Ästhetische Eingriffe können durchaus „süchtig" machen, gesteht Christine T., die gut und gern zehn Jahre jünger, nein, zehn Jahre frischer und vitaler aussieht. Nach dem Erfolg der ersten Behandlung – sie ließ sich die Zornesfalte durch Unterspritzung mit Botulinumtoxin und Hyaluronsäure glätten – fielen ihr weitere störende Details auf. In der Folge ließ sie sich die Augenlider straffen, die horizontalen Falten der Stirn mit Botulinumtoxin glätten und die eingefallenen Wangen mit Hyaluronsäure auffüllen. „Die erste Falte fiel am stärksten auf, doch plötzlich ging es los, plötzlich verzieh mir mein Gesicht die Spuren des Lebens nicht mehr", meint sie und ist davon überzeugt, dass niemand gerne älter wird. „Ich bin jetzt nicht so toll selbstbewusst und auch nicht die Super-Lebens-Checkerin", meint sie, „doch nach den Eingriffen komme ich viel besser klar mit dem Älterwerden. Ganz verschwunden ist die Angst vor dem Altwerden allerdings auch nicht."

Mit dem frischeren Aussehen kam auch der Erfolg bei den Männern, heute hat Christine T. eine Beziehung mit einem Mann, der 18 Jahre jünger ist als sie. „Ich stehe dazu", sagt sie selbstbewusst, doch glaubt sie auch, dass Männer, die auf ältere Frauen stehen, eine „Macke" haben: „Mein aktueller Freund sucht sicher eine Mutter in mir." Das macht ihr aber nichts aus, denn so, wie es ist, fühlt es sich gut für sie an. Sorgenfalten will sie sich dadurch keine mehr machen, im Gegenteil, „ich versuche, nicht mehr so negativ dreinzuschauen wie früher".

Als Sprechstundenhilfe verdient Christine T. kein Vermögen. Finanziert hat sie sich die Operationen durch ein Erbstück ihrer Großmutter. „Sie hat mir einen goldenen Ring mit den Worten gegeben, ich solle ihn verkaufen, wenn ich mal was für mich brauche. Die Operationen habe ich für mich gebraucht, also habe ich ihn ohne Reue verkauft. Danke, Oma." Für Christine T. hat sich der Aufwand ausgezahlt, sie nimmt sich heute anders wahr als früher, fühlt sich jünger, positiver, gesünder und stärker. Das erkannte auch die Chefin einer Modelagentur, die sie in der Ordination zufällig entdeckte und gleich unter Vertrag nahm.

11. Der richtige Zeitpunkt ist wichtig.

„Frauen stehen stärker unter sozialem Druck, Männer unterziehen sich einer Schönheitsoperation freiwillig", meint der PR-Manager Peter T. (48). „Männer können mit Falten oder hängenden Lidern durchaus gut aussehen, bei Frauen geht das gar nicht. Darum ist es gut, dass man die modernen technischen Mittel nutzen kann, um frischer, munterer und auch jünger auszusehen."

Mit vierzig Jahren unterzog sich Peter T. der ersten Botulinumtoxin-Behandlung, seitdem geht er dreimal pro Jahr zum „Service". „Nach zehn Minuten ist man fertig und sieht wieder zehn Jahre jünger aus." Waren Schönheitsoperationen früher noch Tabuthemen in der Society, gehören sie heute zur Normalität. „Das ist so wie mit den Zähnen. Niemand wundert sich mehr, wenn ein Sechzigjähriger ein strahlend weißes Gebiss hat."

Früher wurden Männer, die sich einer ästhetischen Operation unterzogen, belächelt oder sogar verunglimpft, heute gehen immer mehr Männer zum Plastischen Chirurgen. „Es geht nicht darum, schöner zu sein, sondern frischer und dadurch leistungsfähiger zu wirken." Peter T. fällt auf, dass in Besprechungen immer mehr Menschen sitzen, die zehn bis zwanzig Jahre jünger als ihr biologisches Alter wirken. „Die Ausstrahlung ist wieder da und damit auch die Anziehungskraft und Begeisterungsfähigkeit. Wenn man in der Öffentlichkeit steht, muss man mitmachen."

Vor zwei Jahren wollte sich Peter T. zunächst nur die Oberlider operieren lassen, damit sich auch das Gesichtsfeld wieder erweitert. Später wurden auch die Unterlider operiert und die Augenbrauen gehoben. „Diese drei Bereiche gehören zusammen. Nur wenn man sie gemeinsam korrigiert, sieht das Ergebnis natürlich aus." Ein paar Tage nach der Operation war Peter T. wieder „gesellschaftsfähig", erinnert er sich. „Natürlich sieht man am Anfang etwas ‚gemacht' aus, weil alles straffer ist, aber sehr rasch wirkt das Aussehen ganz natürlich. Kaum jemandem ist aufgefallen, dass ich operiert worden war, die meisten glaubten, ich sei auf Erholungsurlaub gewesen."

Peter T. glaubt, dass der richtige Zeitpunkt wichtig ist, nicht zu früh und auch nicht zu spät. „Ist man zu spät dran, dann ist der Unterschied zu groß, dann sieht man unnatürlich aus." Man sollte auch nicht zu viel machen lassen, weil dabei die Gefahr zu groß wäre, ein maskenhaftes Gesicht zu bekommen. „Alle sechs Jahre erscheinen aus meiner Sicht ideal", meint er und rät, Botulinumtoxin-Behandlungen auch nicht öfter als dreimal pro Jahr machen zu lassen.

Die jährlichen Investitionen in sein gutes Aussehen belaufen sich auf rund 2.000 Euro. „Schönheitsoperationen sind heute auch für die Masse nicht mehr unbezahlbar. Und wenn man zusammenzählt, wie viel Geld man für Cremen ausgibt, die bei weitem nicht die gleiche Wirkung erzielen, dann ist ein chirurgischer Eingriff sogar günstiger. Für mich war das eine einfache Preis-Leistungs-Rechnung."

Sehr wichtig ist für Peter T. die Wahl des richtigen Arztes. Extravertierte Persönlichkeiten würden ebenso die passenden Chirurgen finden wie jene, die einen ordinären Touch bevorzugten. „Ich habe mich für Dr. Kuzbari entschieden, weil er zum einen sehr dezent ist und nicht in die Öffentlichkeit drängt, zum anderen ist er aber auch jemand, der nicht jeden Wunsch erfüllt. Wenn bestimmte Vorstellungen gegen sein ästhetisches Empfinden sprechen, dann rät er davon ab. Diese Offenheit gefällt mir."

Wie waren die Reaktionen von Männern auf die Operation der Augenlider? Den meisten ist sie gar nicht aufgefallen, weil, so Peter T., „Männer gar nicht so genau hinschauen". Das frischere Aussehen haben sie jedoch bemerkt und nachgefragt. „Ich mag es nicht, wenn Menschen nicht zugeben, dass sie etwas für ihr Aussehen getan haben, und so tun, als hätten sie sich ganz natürlich gut gehalten. Als ich von der Operation erzählt habe, wurden sie neugierig. Ich bin davon überzeugt, dass jeder überlegt, selbst etwas machen zu lassen." Auf alle Fälle haben es einige seiner Freunde Peter T. schon nachgemacht, denen er eine ästhetische Behandlung empfohlen hat.

12. Ich habe zurückbekommen, was man im Laufe der Jahre ans Altern verloren hatte.

Wolfgang M. ist sechzig Jahre alt und in der Medienbranche tätig. „Altern ist zunächst ein schleichender Prozess", meint er, „doch irgendwann ist das Alter sichtbar." Schlupflider waren für ihn der Ausgangspunkt, Tränensäcke kamen hinzu. „Ich war so an der Grenze, dass es die Krankenkasse bezahlt hätte, doch hätte die Situation geprüft werden müssen, und ich hätte mich rechtfertigen müssen. Das wollte ich mir nicht antun."

Sollte er sich aber eine Schönheitsoperation antun? Wolfgang M. fuhr ins Kuzbari Zentrum nach Wien und ließ sich beraten. „Ich war beeindruckt, wie fürsorglich, eingehend und sensibel Dr. Kuzbari auf den Menschen eingeht." Rasch fasste er Vertrauen und entschied sich, die Operation zu machen.

Kurz vor der Operation hatte Wolfgang M. eine Schulteroperation, sein Rücken schmerzte ebenfalls, und er nahm keine schmerzstillenden Mittel. Diesen Stress sah man ihm auch an. „Im Arztgespräch meinte Dr. Kuzbari, so wie ich mich momentan präsentiere, rate er mir, die Operation zu verschieben." Das wollte Wolfgang M. aber nicht. Er vertraute darauf, psychisch stark genug zu sein. „Ich habe das dennoch durchgezogen."

Nach der Operation war sein Gesicht stark geschwollen. „Ich sah aus wie Herman Munster, doch das störte mich nicht, denn darüber war ich ja vor der Operation aufgeklärt worden. Jeden Tag, an dem die Schwellung zurückging, gewann ich mehr und mehr Lebensfreude zurück. Ich schaue heute um sechs Jahre jünger aus, aber ganz natürlich. Wenn ich in den Spiegel blicke, bin ich noch immer perplex."

Dass er sich die Augenlider operieren wolle, hat Wolfgang M. nur wenigen guten Freunden erzählt. Er machte nach der Schönheitsoperation eine Operation des Grauen Stars. Danach kaufte er sich eine neue Brille. „Die Leute merkten, irgendwas ist anders mit mir, doch nur wenige fanden die Ursache heraus. Sie merkten allerdings eine deutlich positivere Ausstrahlung von mir. In Gesprächen spüren sie viel mehr Energie, ja, meine eigene Aura wächst durch diese Operation."

Vor seiner Operation hatte Wolfgang M. eine ältere Mitarbeiterin seines Vertrauens beigezogen. „Sie hat mir dazu geraten und mich in meiner Entscheidung bestärkt." Anderen Männern rät er, ausgewählte Menschen in die Entscheidung einzubinden. „Wichtig ist, dass eine Frau dabei ist. Frauen sehen das Thema nämlich anders."

Wolfgangs Motto lautet: „Man lebt nur einmal." Bei einer solchen Operation gehe es auch um die Achtung und die Würde. „Ich habe zurückbekommen, was man im Laufe der Jahre ans Altern verloren hatte, ich habe so viel Selbstbewusstsein zurückbekommen."

Die Operation dauerte von halb neun am Vormittag bis halb zwei am Nachmittag, länger als geplant. „Dr. Kuzbari macht seinen Job mit Leidenschaft. Operieren können viele, er aber ist kreativ wie ein Bildhauer und gibt sich erst dann zufrieden, wenn ihm alles gelungen ist."

Die Kosten betrugen 7.000 Euro, von der Krankenkasse oder seiner Versicherung wollte Wolfgang M. kein Geld haben. Diese Investition ist für Wolfgang wie die Ausgaben für ein neues Auto. Im Vergleich mit einem Neuwagen seien die Kosten für die Operation nichts gewesen, er habe sogar mit mehr gerechnet. „Nach drei Jahren hat man einen alten Wagen, ich sehe aber auch in drei Jahren noch jünger aus. Nicht übertrieben, sondern ganz natürlich." Abgesehen vom Aussehen sind vor allem das subjektive Wohlbefinden, die gestiegene Vitalität und das größere Selbstvertrauen ein Mehrwert, der diese Operation für Wolfgang auf alle Fälle rechtfertigt.

Despektierlich: von „Nasenbären" und „Hängetitten".

„Wer den Schaden hat, braucht für den Spott nicht zu sorgen", sagt das Sprichwort. Wenn es um das Aussehen geht, können Menschen gnadenlos direkt, verletzend und geschmacklos sein. Im Kindergarten gibt es solche Probleme kaum, doch bereits in der Volksschule werden körperliche Auffälligkeiten bemerkt und angesprochen. Später folgen dann Hänseleien, Häme und Gelächter. Der Grund dafür sind z. B. abstehende Ohren, die als „Segelohren" bezeichnet werden. Mit einer großen Nase wird man zum „Nasenbären", und große, schwere Brüste werden von manchen despektierlich als „Hängetitten" bezeichnet.

Eine respektlose Kritik der äußeren Erscheinung kann tiefe psychische Wunden hinterlassen und das Selbstwertgefühl mindern.

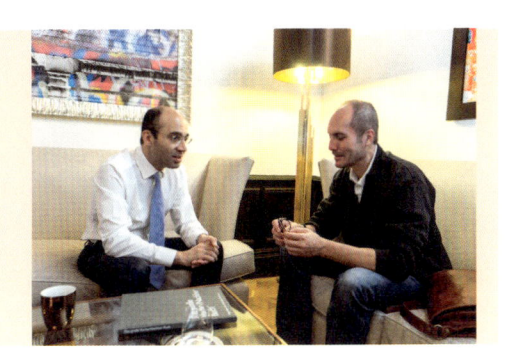

Dass all diese Bezeichnungen unkorrekt sind, steht zweifelsfrei fest, trotzdem gehören sie zum Alltag. Besonders schlimm wird es, wenn man nicht nur die herabwürdigende Bezeichnung dieser auffallenden Körpermale ertragen muss, z. B. einen großen „Riechkolben", sondern damit identifiziert wird und den eigenen Namen verliert, z. B. „Dumbo" oder „Ohrwaschlkaktus". Bekäme man solche Bezeichnungen direkt zu hören, könnte man sich wehren, doch oft werden sie nur hinterrücks verwendet.

Wenn solche Hänseleien schon mit sieben, acht Jahren begonnen haben, blicken so manche Patienten auf eine jahrzehntelange Leidensgeschichte zurück, die nicht nur ihren Selbstwert verletzt hat, bevor sie sich für einen ästhetischen Eingriff entscheiden.

NAGY: Eine Alternative wäre, in die Psychotherapie oder zum Coach zu gehen, um zu lernen, wie man seine Haltung und Einstellung so ändert, dass man durch beleidigende Bezeichnungen nicht mehr verletzt wird.

KUZBARI: Man kann durch solche Interventionen versuchen, die Persönlichkeit der betroffenen Menschen zu stärken und sie davon zu überzeugen, dass z. B. ihre Nase gar nicht so auffällig ist. Das mag für kurze Zeit klappen, aber irgendwann, beim Anschauen eines Fotos oder durch ein falsches Wort, haben sie einen Rückfall und wieder den Leidensdruck.

Kommt es häufig vor, dass Patienten Nasen-, Brust- oder Ohrenkorrekturen vornehmen lassen, um nicht mehr verspottet zu werden?

Öfter, als man glaubt. Mir fallen spontan zwei Beispiele ein. Beim ersten geht es um einen älteren Lehrer, der bei einer Auseinandersetzung mit einem Schüler wegen seiner markanten Nase verhöhnt wurde. Ihm war immer bewusst gewesen, dass seine Nase aus der Norm fiel, diese Beleidigung nahm er sich aber so sehr zu Herzen, dass er sich einer Nasenkorrektur unterzog, um eine ähnliche Situation nie wieder erleben zu müssen.

Das andere Beispiel ist jenes einer Frau, deren schlaffe, hängende Brust vom Ehemann mit beleidigenden Schimpfwörtern kritisiert worden war. Auch sie ließ sich operieren. Nachdem ihre Brust durch Vergrößerung und Straffung wieder attraktiv geworden war, ließ sie sich scheiden.

Beide Beispiele zeigen, welche Auswirkungen despektierliche Ausdrücke haben können.

Oft werden Menschen aufgrund ihres Aussehens verhöhnt, dabei kennt man ihren Charakter gar nicht. Der erste Eindruck entscheidet.

Innerhalb eines Sekundenbruchteils werden Menschen kategorisiert, in Schubladen eingeordnet, als Freund oder Feind abgestempelt. Diese Fähigkeit, rasche Vor-Urteile zu treffen, ist, evolutionsgeschichtlich betrachtet, für das Überleben der Spezies Mensch eine wertvolle Kompetenz. Drohten Gefahren, musste man blitzschnell handeln, da hatte man keine Zeit, den anderen näher kennenzulernen. Es liegt daher in der menschlichen Natur, andere, die von der Norm oder vom sozialen Ideal abweichen, zu kategorisieren. Sie zu kritisieren, zu belächeln und sogar zu verspotten ist wohl eine menschliche Unsitte, um sich dadurch selbst abzugrenzen und zu erhöhen. Die Gruppenzugehörigkeit wird ja zum Teil durch äußere Merkmale bestimmt.

Despektierlich: von „Nasenbären" und „Hängetitten".

In welchem Zusammenhang ist Gruppenzugehörigkeit zu verstehen?

Das sind zunächst Familienmerkmale, dominante äußere Merkmale, die zeigen, dass jemand Teil der Familie ist, z. B. eine bestimmte Nasenform. Eine meiner Patientinnen hatte eine solche, die auffallend markant war und den Blick automatisch anzog. Sie wollte eine Nasenkorrektur haben, aber so, dass der Familiencharakter der Nase erhalten blieb. Nur das störende Zuviel sollte entfernt werden.

Dann gibt es Merkmale, die die Zusammengehörigkeit einer Bevölkerungsgruppe signalisieren. Das sind z. B. die asiatischen Nasen. Chinesen bezeichnen Europäer und Amerikaner abschätzig als „cháng bízi", was „Langnase" bedeutet. Dieses Wort entspricht der rassistischen Schmähung im umgekehrten Sinn, wenn Ostasiaten von Europäern als „Schlitzaugen" bezeichnet werden. Durch die Globalisierung vermischen sich die Bevölkerungsgruppen zunehmend, und solche unterscheidenden Merkmale verlieren immer mehr an Bedeutung. Außerdem etabliert sich der „Hollywood-Look" als internationaler Standard. Irgendwelche Standards, an denen das Aussehen der anderen gemessen wird, wird es aber wohl immer geben.

Nach ihrem Charakter kann man Menschen vielleicht beurteilen, für unser Aussehen können wir aber nichts.

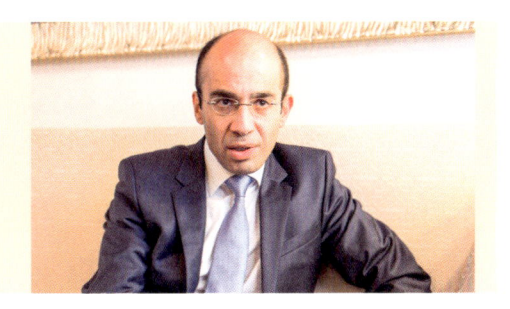

Gruppenmerkmale und Gemeinschaftssinn gehören zusammen. Eine Gemeinschaft ist ja durch innere Merkmale – Werte, Haltungen, Tugenden – und durch äußere Kennzeichen, z. B. die Hautfarbe oder Gesichtsmerkmale, gekennzeichnet. Auch das ist eine Wissenserleichterung, das heißt, auf den ersten Blick weiß man, ob jemand zugehörig oder nicht zugehörig ist. Das Fremde macht Angst, deshalb wird es automatisch abgegrenzt. Integration, Abgrenzung und Ausgrenzung sind Themen, denen wir uns in einer ethischen Auseinandersetzung stellen müssen.

Auch wenn jemand zur selben Gruppe gehört, kann er oder sie sich durch das Äußere formal unterscheiden. Man könnte jetzt sagen, das Aussehen sei nicht so wichtig, wichtig sei das Wesen, der Charakter. Leider ist das nicht so, unser Aussehen bestimmt auch die Rangreihe in einer Sippe. Außenseiter, die von der Norm abweichen, werden gemieden, gemobbt oder diskriminiert. Am Charakter kann man arbeiten, da kann man selbst etwas dafür tun. Für unser Aussehen können wir nichts.

Außer man geht zum Plastischen Chirurgen. Kann eine ästhetische Operation auch die gesellschaftliche Ausgrenzung positiv beeinflussen?

Auf jeden Fall. Indem die sichtbaren Abweichungen von der Norm ausgeglichen werden, stellt sich auch ein gesellschaftskonformes äußeres Bild ein, das anderen Menschen nicht mehr negativ auffällt oder sie gar abstößt. Archaische Reaktionen wie Angst oder Ausgrenzung bleiben aus. Patienten, deren störende Gesichtsmerkmale korrigiert worden sind, berichten, dass ihnen ihre Mitmenschen seitdem auf eine zuvor nicht gekannte offenere und positivere Weise begegnen.

Es kann aber auch vorkommen, dass man sich einer Gruppe nicht zugehörig fühlt, weil man bestimmte „Branchenmerkmale" nicht vorweisen kann. Was sind solche Branchenmerkmale?

Viele Boxer betrachten eine sattelförmige „Boxernase" als normal, manche Ringer wollen „Blumenkohlohren" haben. Damit zeigen sie, dass sie sich ihrem Sport kompromisslos verschrieben haben. Eine Korrektur solcher „beruflichen Merkmale" wollen sie, wenn überhaupt, erst nach Ende ihrer Karriere haben.

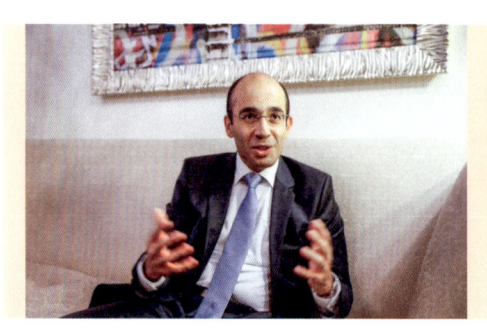

Eine Boxernase wird in der Boxszene nicht nur wegen des verminderten Schmerzempfindens bei Schlägen auf die Nase als vorteilhaft gesehen.

Ich hatte einen Patienten, der früher Boxer gewesen war, aber keine typische Boxernase hatte. Darum sah man in ihm auch keinen ernstzunehmenden, kampferprobten Sportler. Deshalb wollte er eine Boxernase operiert bekommen. Diese stellte für ihn in seiner Welt das Ideal dar. Da eine Entstellung der Nase für mich nicht in Frage kam, konnten wir uns darauf einigen, die etwas weiblich anmutende Nase durch die Verbreiterung des Knorpels maskuliner wirken zu lassen. Mit der breiteren Nase war der Ex-Boxer dann zufrieden.

Beispiele für Behandlungen in der Ästhetischen und Plastischen Chirurgie.

Durch das Internet und die sozialen Medien sind Patienten heute nur einen Mausklick von medizinischen Informationen entfernt. Diese Transparenz ist Fluch und Segen zugleich, denn zum einen steigt die Kompetenz natürlich an, was grundsätzlich begrüßenswert ist, zum anderen gibt es aber auch sehr viele Fehlinformationen, die in die Irre führen und Missverständnisse verursachen können.

Der menschliche Körper ist kein Serienprodukt aus einer Fabrik, sondern ein individuelles Meisterwerk. Kein Mensch ist mit einem anderen zu vergleichen, deshalb ist es auch schwierig, einzelne Fallgeschichten für die Allgemeinheit gültig abzuleiten. Die in diesem Buch veröffentlichten Patientengeschichten stellten daher nur eine Orientierungshilfe dar. Auf den nachfolgenden Seiten möchte ich auf die verschiedenen Behandlungsbereiche der Ästhetischen Medizin überblicksmäßig eingehen, gleichzeitig aber darauf hinweisen, dass auch diese Beschreibungen nur einen groben Überblick geben können und im Einzelfall ein individueller Behandlungsplan erstellt werden muss.

3-D-Animationen sind eine Hilfestellung, um den gewünschten Behandlungsplan mit den Patienten zu erstellen.

Quelle: www.canfieldsci.com

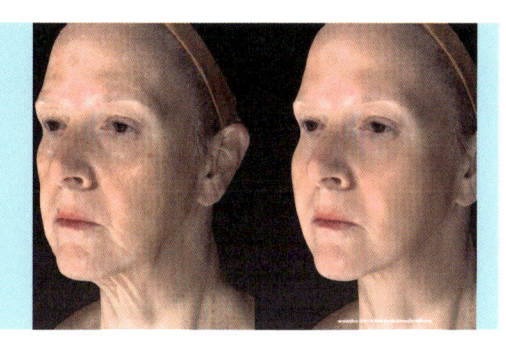

Wer überlegt, einen ästhetischen Eingriff vornehmen zu lassen, sollte nicht nur an das erwünschte Endergebnis denken, sondern auch an den Weg dorthin. Operationen sind invasive Eingriffe in den menschlichen Organismus, da werden Veränderungen vorgenommen, die durchaus eine Belastung für den Körper darstellen. Der nachfolgende Heilungsprozess braucht Zeit, in der Geduld gefragt ist. Unmittelbar nach der Operation können Blutergüsse und Schwellungen irritieren. Wunden müssen heilen, Narben müssen reifen, das heißt weich werden und abblassen. Erste Ergebnisse lassen sich nach einigen Tagen bis Wochen erahnen, bis zum Endergebnis können bei manchen Operationen mehrere Monate vergehen.

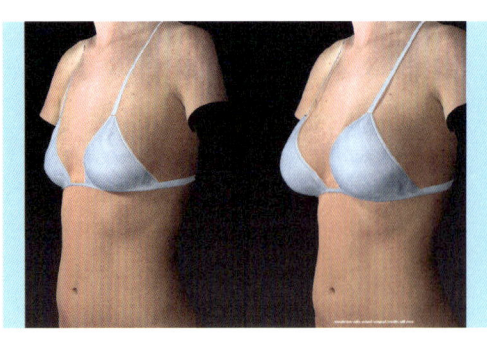

3-D-Simulationen helfen, ästhetische Wünsche nicht nur verbal, sondern auch optisch darzustellen.

Quelle: www.canfieldsci.com

Im nachfolgenden Teil des Buches möchte ich aber auch auf die Qualitätskriterien eingehen, die den Unterschied bei ästhetischen Eingriffen ausmachen. Die Leser dieses Buches sollen lernen, darauf zu achten und auch kompetent nachzufragen, wenn sie von Ärzten beraten werden und Angebote einholen. Die richtigen Antworten erhält man nur, wenn man auch die entsprechenden Fragen stellt. Deshalb möchte ich Ihnen einen kleinen Überblick von Kopf bis Fuß geben, wobei der Schwerpunkt nicht nur auf den medizinisch-technischen Aspekten liegt, sondern auch auf der Innenwelt der Patienten, die sich zu einer Operation entschlossen haben.

Die dargestellten Vorher-Nachher-Bilder sind eine 3-D-Animation, mit der die gewünschten ästhetischen Veränderungen simuliert werden können. Sie stellen nicht das Endergebnis das, sondern das gewünschte Ideal als Grundlage für den Operationsplan.

Möglichkeiten und Grenzen minimal-invasiver Behandlungen.

In der heutigen, schnelllebigen Zeit wollen die Menschen jünger und frischer aussehen, können oder wollen sich die Zeit für die Genesung nach einer ästhetischen Operation allerdings nicht nehmen. Daher ist eine steigende Nachfrage nach minimal-invasiven ästhetischen Behandlungen zu verzeichnen. Dabei handelt es sich um nicht-chirurgische ästhetische Eingriffe, die ohne Hautschnitte und ohne große Ausfallzeit durchgeführt werden können. Die Heilungsphase nach solchen Eingriffen ist meist sehr kurz, die Patienten können ihren gesellschaftlichen Verpflichtungen oft ohne Unterbrechung nachgehen.

Die beiden häufigsten minimal-invasiven Behandlungen sind Botulinumtoxin- und Filler-Injektionen.

Botulinumtoxin-Präparate

Botox ist ein Markenname bzw. der allgemein gebräuchliche Handelsname für Botulinumtoxin. Das ist ähnlich wie mit Aspirin und dessen Wirkstoff Acetylsalicylsäure. Andere Handelsnamen oder Markennamen für Botulinumtoxin sind Azzalure, Xeomin, Vistabel, Dysport und Bocouture. Man sollte daher korrekterweise nicht den Markennamen Botox verwenden, sondern den Namen der darin enthaltenen Substanz, nämlich Botulinumtoxin. Weil aber der Markenname Botox in nicht-medizinischen Kreisen gängig ist, wird er als Synonym verwendet. Mit Botox meine ich aber immer Botulinumtoxin, und die im Folgenden erwähnten möglichen Wirkungen und Nebenwirkungen gelten gleichermaßen für alle oben erwähnten Botulinumtoxin-Präparate.

Botulinumtoxin ist ein Gift

Die mögliche Angst davor ist allerdings unbegründet. Es ist kein Schlangengift, wie gelegentlich angenommen wird, sondern es wird von einem stäbchenförmigen Bakterium produziert, das Clostridium botulinum heißt. Wenn Nahrungsmittel mit diesen Bakterien verunreinigt und dann aufgenommen werden, kann das abgesonderte Toxin zu lebensgefährlichen Vergiftungserscheinungen führen.

In der Schulmedizin ist bekannt, dass alle Medikamente potenziell giftig sind, aber schon Paracelsus (ca. 1493–1541) wusste, dass es dabei stets auf die Dosis ankommt. In diesem Sinne sind auch die in jeder Hausapotheke vorhandenen Schmerz- oder Hustenmittel potenziell gefährlich und führen zu Vergiftungen, wenn sie in zu hohen Dosen eingenommen werden.

Das mag paradox klingen, aber viele in der Natur vorkommende Gifte werden in der Medizin regelmäßig als Heilmittel eingesetzt. So sind heutzutage Blutdruckmittel, durchblutungsfördernde Medikamente und Schmerzmittel im Einsatz, die aus tierischen Giften entwickelt wurden. Die EU fördert sogar die Erforschung von Medikamenten aus natürlichen Giftstoffen. In der Medizin ist also die Idee der Verwendung von natürlich vorkommenden Giften nicht neu und gar nicht so abwegig.

Bei ästhetischen Anwendungen wird Botulinumtoxin in sehr niedriger Dosierung verwendet, bei der keine allgemeinen Vergiftungserscheinungen auftreten. Das bestätigt die medizinische Wissenschaft eindeutig. Bei ästhetischen Botulinumtoxin-Behandlungen besteht daher keine Gesundheitsgefährdung. Alle möglichen allgemeinen Gesundheitsschäden, die ästhetischen Behandlungen mit Botulinumtoxin zugeschrieben werden, sind als Schauermärchen einzustufen, die jeglicher wissenschaftlichen Grundlage entbehren. Wir haben in der Medizin ausreichend große Erfahrung mit dem Einsatz von Botulinumtoxin, um das sagen zu können.

Jahrzehntelange Erfahrung

Seit Beginn der 1980er Jahre wird Botulinumtoxin in der Medizin verwendet, und es werden laufend neue Indikationen für dessen Einsatz bei der Behandlung verschiedenster Erkrankungen entdeckt. Das betrifft nicht nur die Plastische Chirurgie und Dermatologie, sondern auch die Fachgebiete der Neurologie, Physikalischen Medizin, Augenheilkunde, HNO, Allgemeinchirurgie, Gynäkologie und Urologie. Die bei neurologischen Erkrankungen verwendeten Dosen sind oft mehr als hundertmal so hoch wie jene, die in der Ästhetischen Medizin verwendet werden. Solche hohen Dosen werden sogar bei Kindern, die an Muskelerkrankungen leiden, angewendet.

Seit 1992 wird Botulinumtoxin für ästhetische Zwecke eingesetzt. Wir haben in der Ästhetischen Medizin also ein Vierteljahrhundert Erfahrung mit diesem Mittel. Seit 2002 ist Botulinumtoxin offiziell von den europäischen und nordamerikanischen Gesundheitsbehörden für ästhetische Anwendungen zugelassen. Außerdem werden jährlich weit mehr als fünf Millionen solcher Behandlungen weltweit durchgeführt. Aufgrund dieser breiten Anwendung haben wir in der Medizin enorme Erfahrungen gesammelt. Der Einsatz von Botulinumtoxin hat die Ästhetische Medizin revolutioniert. Mit dieser minimal-invasiven Methode lassen sich viele aufwendige Operationstechniken, vor allem im Bereich der Stirn und Augenbrauen, nahezu gänzlich vermeiden.

Nebenwirkungen

Alles, was eine Wirkung hat, hat auch mögliche unerwünschte Nebenwirkungen, das trifft natürlich auch auf Botulinumtoxin zu. So sind bei ästhetischen Behandlungen auch lokale Nebenwirkungen möglich. Diese lassen sich allerdings mit entsprechender Sorgfalt und Erfahrung des behandelnden Arztes weitgehend vermeiden. Eine übertriebene Angst vor einer ästhetischen Botulinumtoxin-Behandlung ist also unbegründet, und mögliche Nebenwirkungen sind alle lokal begrenzt.

Im Allgemeinen beschreiben die meisten Patienten die Behandlung mit Botulinumtoxin als nicht besonders unangenehm. Blaue Flecken oder kleine Blutergüsse können durch die kleinen Nadeleinstiche an den Injektionsstellen auftreten sowie Schmerzen an den Stichstellen. Gelegentlich können auch kurz anhaltende Kopfschmerzen vorkommen. Diese werden allerdings durch den Reiz der Nadelstiche und nicht durch Botulinumtoxin verursacht. Im Gegenteil, Botulinumtoxin wird sogar zur Behandlung von Migräneschmerzen eingesetzt.

Bei jeder Behandlung von Stirnfalten ist eine Asymmetrie oder das Absinken der Augenbrauen möglich. Das lässt sich aber in den allermeisten Fällen bei guter Indikationsstellung und sorgfältiger Injektionstechnik durch einen erfahrenen Arzt vermeiden. Ein Hängen des Oberlides kann auftreten, wenn Botulinumtoxin ungewollt in den Lidbereich gelangt und den Lidhebermuskel vorübergehend schwächt. Das Oberlid lässt sich dann für die Dauer von einigen Wochen nicht vollständig öffnen. Diese Komplikation tritt bei sorgfältiger Injektionstechnik jedoch selten auf.

Ebenfalls sehr selten ist eine in der Literatur beschriebene Augentrockenheit bei Botulinumtoxin-Behandlungen in der Nähe der Augenlider. Das ist ein vorübergehendes und den Patienten auch nur wenig störendes Problem. Im Lippen- und Kinnbereich kann eine Asymmetrie bei Lippenbewegungen auftreten. Schließlich können bei Verwendung von Botulinumtoxin am Hals vorübergehende Schluckbeschwerden vorkommen. Wichtig ist, zu wissen, dass all diese lokalen Nebenwirkungen, so unangenehm sie auch sein mögen, nur vorübergehend sind, immer vollständig reversibel sind und von allein verschwinden.

Zusammenfassend kann gesagt werden, dass wir mehr als genug wissenschaftliche Daten haben, um das Sicherheitsprofil von Botulinumtoxin positiv beurteilen zu können. Allgemeine gesundheitsgefährdende Risiken gibt es bei ästhetischen Botulinumtoxin-Behandlungen nicht. Das zeigen Studien und klinische Erfahrung eindeutig.

Das Wirkprinzip

Botulinumtoxin blockiert die Übertragung von Nervenimpulsen auf den Muskel. Dadurch werden die mimischen Muskeln des Gesichtes, die in die Haut einstrahlen, reversibel gelähmt. Falten, die durch chronische Aktivierung der Muskeln verursacht werden, werden geglättet. Auch ein durch die Hyperaktivität bedingter ungünstiger mimischer Gesichtsausdruck, wie z. B. hängende Augenbrauen oder hängende Mundwinkel, kann verbessert werden.

Da im Laufe der Jahre die wiederholte Kontraktion der in die Haut einstrahlenden mimischen Muskeln permanente sogenannte statische Falten in der alterungsbedingt ausgedünnten und unelastisch gewordenen Haut hinterlässt, beugt eine regelmäßige Botulinumtoxin-Behandlung der Entstehung von Falten vor. Das ist die sogenannte prophylaktische Anwendung von Botulinumtoxin.

Ästhetische Einsatzmöglichkeiten von Botulinumtoxin im Gesicht

Nur entbehrliche Gesichtsmuskeln können ohne weiteres mit Botulinumtoxin behandelt werden. Entbehrliche mimische Muskeln sind für Falten vor allem an der Stirn, der Nase, der seitlichen Augenregion, dem Kinn und den Hautmuskeln des Halses (Platysma) verantwortlich. Bei Muskelspasmen und anderen seltenen abnormen Bewegungsmustern im Gesicht kann Botulinumtoxin zur Schwächung nicht entbehrlicher Gesichtsmuskeln eingesetzt werden, allerdings ist bei diesen Indikationen größte Vorsicht in der Dosierung angebracht, um vorübergehende Teillähmungserscheinungen zu vermeiden.

Mit Botulinumtoxin lassen sich nicht nur Hautfalten glätten, es kann der Gesamtausdruck des Gesichtes positiv verändert werden. So wirken die Menschen nach einer Schwächung des Muskels zwischen den Augenbrauen weniger bekümmert. Durch eine Behandlung der Muskeln seitlich der Augenregion werden die Augen etwas geöffnet. Durch eine Schwächung des Muskels, der die Mundwinkel nach unten zieht, wirkt man weniger grantig, und durch die Schwächung von überaktiven Hautmuskeln des Halses erscheint man entspannter. Diese Effekte können erklären, warum Botulinumtoxin eine stimmungsaufhellende Wirkung zugeschrieben wird.[14]

Beispiele für Behandlungen in der Ästhetischen und Plastischen Chirurgie.

Filler

Filler sind synthetische Füllmaterialien, die sowohl in die Haut als auch in die tiefer liegenden Weichteile des Gesichtes injiziert werden. Auf dem europäischen Markt wird eine verwirrende Vielzahl von Fillern angeboten. Grundsätzlich kann man zwischen resorbierbaren (vom Körper abbaubaren) und nicht resorbierbaren Substanzen unterscheiden. Letztere haben den vermeintlichen Vorteil der permanenten Wirkung, können jedoch schwer korrigierbare Komplikationen verursachen. Daher bevorzugen wir im Kuzbari Zentrum für Ästhetische Medizin resorbierbare Filler, hier vor allem Hyaluronsäure-Produkte, deren Sicherheit wissenschaftlich untersucht worden ist und die den strengen Prüfkriterien der amerikanischen Zulassungsbehörde FDA (Food and Drug Administration) entsprechen.

Filler aus Hyaluronsäure sind nicht-tierischen Ursprungs und werden von der überwiegenden Mehrzahl der Menschen ausgezeichnet vertragen. Hyaluronsäure ist ein natürlicher Bestandteil der menschlichen Haut, sie speichert Wasser und hilft so, die Konsistenz der Haut zu erhalten. Allergien und sonstige Unverträglichkeiten sind selten.

Filler füllen, wie der Name sagt, das Gewebe direkt auf. Wenn sie oberflächlich in die Haut gespritzt werden, bewirken sie eine Abflachung der Falten und eine Glättung der Haut. Wenn sie in tiefer Schichten gespritzt werden, wird das Volumen des beim Alterungsprozess geschwundenen Gewebes wieder aufgefüllt. Die Harmonie der Gesichtskonturen wird dadurch wiederhergestellt. Auch bei jungen Patienten können ästhetisch ungünstige Gesichtskonturen korrigiert werden.

Unterspritzungen mit Hyaluronsäure sind eine nebenwirkungsarme, mit wenig Aufwand und geringer gesellschaftlicher Ausfallzeit verbundene Methode zum Ersatz des altersbedingten Gewebeschwundes im Gesicht. Damit können sehr harmonische Ergebnisse erzielt werden. Wir alle kennen aber die übertrieben gefüllten, unnatürlich wirkenden Gesichter nach Filler-Behandlungen. Diese sind fast ausnahmslos auf eine mangelhafte Unterspritzungstechnik zurückzuführen. Eine fachmännisch durchgeführte Filler-Behandlung des Gesichtes sollte für die Mitmenschen nicht erkennbar sein, nur die ästhetische Verbesserung sollte auffallen. Einen persönlichen Erfahrungsbericht über die positiven Effekte von Filler-Behandlungen wurde von der Patientin im Fallbeispiel 6 abgegeben.

Die Behandlungen mit Botulinumtoxin und Hyaluronsäure können auch kombiniert werden, das ist bei vielen Patienten sogar sinnvoll. Bei tiefen Falten und Elastizitätsverlust der Haut erfordert eine optimale Behandlung oft eine Kombination verschiedener Verfahren. So können beispielsweise tiefe Falten zwischen den Augenbrauen, die mit einer alleinigen Botulinumtoxin-Therapie nicht vollständig korrigiert werden, durch zusätzliche Unterspritzung mit Hyaluronsäure behandelt werden. Eine Harmonisierung des Gesichtes mit einer Verbesserung der Konturen sowie eine glattere, praller aussehende Haut sind die durch die Behandlung angestrebten Effekte.

Grenzen minimal-invasiver Gesichtsbehandlungen

Botulinumtoxin- und Filler-Behandlungen sind als minimal-invasive Methoden aufgrund des geringen Aufwandes und der kaum gegebenen gesellschaftlichen Ausfallszeit für die meisten Patienten attraktiv. Sie haben sich auch als sicher und effektiv erwiesen, allerdings stoßen auch diese Methoden bei fortgeschrittenen Altersveränderungen an ihre Grenzen. Eine Hyaluronsäure-Unterspritzung dient dem Volumenersatz und ist nicht geeignet für die Behandlung fortgeschrittener Altersveränderungen. Jeder Versuch, eine deutlich erschlaffte Haut durch Volumenersatz allein zu straffen, resultiert in einer Verzerrung der Gesichtskonturen und einem offensichtlich unterspritzten Aussehen. Eine chirurgische Gesichtsstraffung ist in diesem Fall die geeignete Methode.

Korrekturen altersbedingter Veränderungen des Lidgewebes.

Im Lauf des Lebens lässt die Elastizität des Lidgewebes allmählich nach. Die Lidhaut, die Muskulatur und das darunter liegende Bindegewebe erschlaffen. Das Fett der Augenhöhle wölbt sich zunehmend vor. Diese Veränderungen des Gewebes führen zu den typischen Alterserscheinungen der Augen.

Die Oberlider wirken geschwollen, und deren überschüssige Haut stülpt sich über die Wimpern, wodurch der Eindruck von „Schlupflidern" entsteht. Wenn die Haut über den Lidrand hängt, kann es sogar zur Einschränkung des Gesichtsfeldes kommen.

An den Unterlidern kann die schlaffe Muskulatur zu einer ringförmigen Wulstbildung führen, und das hervortretende Fettgewebe wölbt die Haut sackförmig vor. Der dafür gebräuchliche Begriff „Tränensäcke" ist medizinisch nicht korrekt, denn diese Säcke enthalten Fettgewebe, die eigentlichen Tränensäcke liegen in Knochengruben an der Seite der Nase.

Lidstraffung

Diese Alterserscheinungen der Lider treten bei manchen Menschen früher auf als bei anderen, aber die meisten betroffenen Menschen sind älter als vierzig Jahre. Bei solchen altersbedingten Veränderungen der Augenlider kann das erschlaffte Lidgewebe mit einem chirurgischen Eingriff (Blepharoplastik) gestrafft werden. Die Operation erfolgt meist in örtlicher Betäubung (Lokalanästhesie) oder Dämmerschlaf (Sedierung). Die erschlaffte, überschüssige Haut wird dabei entfernt, und das darunter liegende Muskelgewebe wird gestrafft. Das hervortretende Fettgewebe wird entweder ein wenig reduziert oder am Unterlid so verlagert, dass ein harmonischer Übergang zwischen der Lid- und Wangenregion erreicht wird.

Narben

Die Narben von Lidstraffungen verheilen in der Regel sehr gut und sind nahezu unsichtbar. Am Oberlid verlaufen sie entlang der natürlichen Lidfalte und der Hautfalten in der Region seitlich der Augen, am Unterlid entweder knapp unterhalb der Wimpern oder liegen ganz unsichtbar an der Lidinnenseite.

Komplikationen

Obwohl Komplikationen bei keiner Operation ausgeschlossen werden können, verläuft die Lidstraffung bei einem fachkundigen Chirurgen in der Regel ohne Zwischenfälle. Unmittelbar nach der Operation sind Schwellungen und eine Blauverfärbung der Haut zu erwarten. Diese sind zwei bis drei Wochen später meist weitgehend verschwunden. Es können auch eine vorübergehende Augentrockenheit und eine Bindehautreizung auftreten, denen jedoch durch die vorbeugende Verwendung von Augentropfen und -salbe entgegengewirkt werden kann.

Ergebnis

Das Ergebnis der Lidstraffung ist ein frisches, jüngeres Aussehen. Die natürliche Augenform bleibt bei Anwendung der richtigen chirurgischen Technik erhalten. Wenn die Operation gut gemacht wurde, sollte man danach nur den frischeren, strahlenderen Blick merken, weil es zu keiner Typveränderung kommt. Ein persönlicher Erfahrungsbericht über die Auswirkungen von Lidstraffungen auf das psychische Befinden wurde von den Patienten in den Fallbeispielen 8, 9, 10, 11 und 12 abgegeben.

Fadenlifting: temporäre Festigung des Hautgewebes durch eine minimal-invasive Behandlung.

Das Konzept des Fadenliftings wurde bereits in den 1950er Jahren von einem genialen Plastischen Chirurgen und Pionier der Mikrochirurgie in Amerika entwickelt und patentiert, doch Aptos-Fäden für eine minimal-invasive Gesichtsverjüngung werden erst seit 2001 produziert. „Aptos" leitet sich vom altgriechischen „antíptōsis" her und bedeutet: dem Hängen entgegenwirkend.

Die Bezeichnung „Fadenlifting" finde ich unpassend, weil sie zu einer falschen Erwartungshaltung führt. Denn längerfristig liftet man recht wenig. Die Wirkung ist zwar sofort und diskret, ein starker Straffungseffekt, wie bei einer Operation, kann jedoch nicht erzielt werden. Die Methode führt zu einer vorübergehenden Festigung der Haut mit einer zu erwartenden Haltbarkeit des Ergebnisses von 6 bis 18 Monaten.

Indikation

Im Kuzbari Zentrum wird das Fadenlifting nur bei bestimmten Indikationen eingesetzt. Das ist weniger eine Frage des Alters der Patienten, sondern die Entscheidung hängt vielmehr vom Zustand des Gewebes ab. Ein Fadenlifting bringt nichts, wenn das Gewebe zu sehr erschlafft ist. Das Zuviel an Haut kann man mit den Fäden nicht wegzaubern. Nur Patienten mit beginnender Erschlaffung der Haut in der Hals-, Kinn-, der unteren Wangen- und der Nasolabialregion (Nasenlippenfurche) bzw. in der Augenbrauenpartie profitieren davon. Für eine besonders dicke oder stark erschlaffte Haut sind andere Behandlungsmethoden wirksamer.

Meiner Meinung nach ist für ein Fadenlifting keine bestimmte Geschicklichkeit oder Erfahrung erforderlich. Die Herausforderung ist weniger die Technik – denn die ist leicht erlernbar – als vielmehr die richtige Indikationsstellung. Wann ist durch ein Fadenlifting eine Verbesserung des störenden ästhetischen Problems möglich, und wann sind andere, eventuell stärker invasive Methoden besser geeignet? Leider ist es in der Praxis aber so, dass jeder Arzt das anbietet, was er kann und was er darf. Wenn ich in meinem Werkzeugkasten nur einen Hammer habe, sehe ich überall Nägel.

Wissenschaftlich geprüftes Material

Bei den angebotenen Materialien gibt es sehr große Preis- und Qualitätsunterschiede. Ich habe sehr schlechte Erfahrungen mit einigen Patienten gemacht, die mit nicht resorbierbaren Fäden versorgt wurden und später ein klassisches Lifting wollten. Das Gewebe war komplett fibrosiert (Vermehrung des Bindegewebes), und bei der Operation bekamen wir die Fäden kaum aus dem vernarbten Gewebe heraus.

Im Kuzbari Zentrum verwenden wir derzeit resorbierbare Fäden aus Polymilchsäure, deren Wirkung durch kontrollierte wissenschaftliche Studien bestens belegt ist. Ich habe mich deshalb dafür entschieden, weil ich gerne vor der Anwendung am Patienten Daten sehe. Meine Fäden sind von der FDA in den Vereinigten Staaten geprüft und zugelassen. Sie haben keine Widerhaken, sondern Kegel aus Polyglycol, die sich aufgrund der dreidimensionalen Form im Gewebe besser verankern.

Komplett narbenfrei

Mit einem Fadenlifting wird die Haut am Beginn des Alterungsprozesses ohne operativen Eingriff gefestigt. Die sanfte Behandlung dauert 60 Minuten, und die Patienten sind kurz danach wieder gesellschaftsfähig. Mit einer geringen Ausfallszeit von meist ein bis drei Tagen, maximal einer Woche, und einer Haltbarkeit von bis zu 18 Monaten bietet diese Methode in bestimmten Fällen ein gutes Kosten-Nutzen-Verhältnis, ohne Operation und ohne die natürliche Mimik zu beeinflussen.

Komplikationen

Es können sich Hämatome an den Einstichstellen bilden, nicht selten kleine Einziehungen an der Haut, die nach ein paar Tagen verschwinden. An den Einstichstellen können auch kleine Granulome (knötchenförmige Gewebsneubildungen) entstehen. Bei richtiger Technik ist das jedoch meist zu vermeiden. Asymmetrien können auftreten, auch Infektionen und natürlich Lockerungen. Bei falscher Platzierung kann man auch einen Nerv anstechen, aber das ist ganz selten. Personen, die zu Keloidbildung (Wulstnarbe) neigen, würde ich davon abraten.

Kosten

Die Kosten hängen von Qualität, Preis und Anzahl der verwendeten Fäden ab. Die im Kuzbari Zentrum verwendeten Fäden sind zwar teurer, doch sind auch die Effektivität und Haltbarkeit besser. Wir kalkulieren vorher den Preis, der davon abhängt,

Beispiele für Behandlungen in der Ästhetischen und Plastischen Chirurgie.

welche Regionen behandelt werden sollen: Halsbereich, untere Wangen, Kinnbogen, Kinnlinie, Nasolabialfalte oder Augenbrauen. Die Kosten der Behandlung sollten im Rahmen derjenigen einer aufwendigen Filler-Behandlung liegen.

Hals- und Facelifting bei fortgeschrittener Haut- und Bindegewebserschlaffung.

Die Hautalterung ist ein komplexer biologischer Prozess, der bei jedem Menschen unterschiedlich verläuft und weniger mit den Lebensjahren als mit den intrinsischen und extrinsischen Einflüssen zusammenhängt. Zum einen hat biologisches Gewebe wie z. B. Hautzellen unterschiedliche Voraussetzungen, auf Umwelteinflüsse zu reagieren, genetische Faktoren der Hautalterung können derzeit nicht beeinflusst werden. Zum anderen gibt es externe Einflüsse wie z. B. UV-Licht oder mechanische Belastungen, die sich negativ auswirken können. Auch die Lebensweise, z. B. Nikotin, Alkohol, Ernährung, extreme Temperaturen oder Stress, beeinflussen den Alterungsprozess der Haut. Früher oder später kommt es bei jedem Menschen zur Falten- und Linienbildung sowie zum Nachlassen der Elastizität der Haut.

Alterserscheinungen der Hautoberfläche des Gesichtes und des Halses können mittels Botulinumtoxin, Peelings, Laser und Filler ausgezeichnet verringert werden, doch kann die Haut- und Bindegewebserschlaffung ab einem bestimmten Stadium nur noch chirurgisch mittels Face- und Halslifting korrigiert werden.

Lunchtime-Lifting

In Zeitungen und Magazinen werden häufig „moderne" Methoden beworben, die mit wenig chirurgischem Aufwand verbunden sind. Hinzu kommen ein rascher Abheilungsprozess und geringe Rekonvaleszenzzeiten. Leider muss, vielleicht zur Enttäuschung mancher Leser, festgestellt werden, dass es kein effektives „minimal-invasives" Facelifting gibt. Um ein natürliches und länger anhaltendes Ergebnis zu erzielen, muss nämlich das tief unter der Haut liegende Bindegewebe gestrafft werden, und das bedeutet einen gewissen chirurgischen Aufwand. Die technisch einfache reine Straffung der Haut lässt das Gesicht unnatürlich und geliftet aussehen. Die erzielte vermeintliche Verjüngung hält außerdem nur kurz an. Ein während der Mittagspause durchgeführtes „Lunchtime-Lifting" hält möglicherweise nur bis zum Dinner.

Das heißt nicht, dass alle Liftings gleichermaßen ausgedehnt sein müssen. Welche Regionen des Gesichtes und des Halses in welchem Ausmaß idealerweise geliftet werden sollen, hängt von der Analyse des Gesichtes durch den Chirurgen unter Berücksichtigung der Wünsche des Patienten ab. Der Chirurg muss die angewandte Technik der individuellen Situation des Patienten anpassen.

Beispiele für Behandlungen in der Ästhetischen und Plastischen Chirurgie.

Facelifting

Ein Facelifting ist kein Allheilmittel für ein jüngeres Aussehen, es dient der Straffung und Re-Positionierung von erschlafftem Gewebe des Gesichtes. Es korrigiert nicht den altersbedingten Volumenverlust des Gesichtes und ist auch keine adäquate Behandlung für die kleinen Fältchen der Haut. Daher müssen oft andere Therapien, wie Fettverpflanzung, Peelings oder Laserbehandlungen, ergänzend zum Lifting durchgeführt werden.

Maskenhafte Gesichter

Viele Menschen haben tiefe und zum Teil auch begründete Vorbehalte gegen Gesichtsoperationen, weil es immer wieder Beispiele für unnatürliche, maskenhafte Gesichter nach solchen Eingriffen gibt. Die häufigsten Ursachen für ein unnatürliches Ergebnis sind eine zu stark gestraffte Haut, eine ungenügende Straffung des tiefen Bindegewebes, eine falsche Zugrichtung des Gewebes, eine falsche Platzierung der Narben, das Unterlassen der Korrektur des altersbedingten Volumenverlustes und die isolierte Straffung des Gesichtes ohne Beachtung der Altersveränderung des Halses oder der Augenlider.

Diese technischen und analytischen Mängel hinterlassen die typischen Stigmata eines schlechten Faceliftings: unnatürliche Gesichtszüge, seitlich verzogene Mundwinkel, nach unten verzogene Ohrläppchen, einen exponierten Gehörgang, einen unnatürlichen Verlauf des Haaransatzes, sichtbare Narben und eine unharmonische Verjüngung.

All das ist bei guter Planung und richtiger Operationstechnik vermeidbar. Nach einem guten Lifting sieht man nicht operiert oder geliftet aus, sondern jünger, frischer und schöner. Die Mitmenschen werden die positive Veränderung wohl erkennen, aber nicht genau wissen, was die Ursache dafür ist.

Eigenfetttransplantation

Ein Hauptgrund für die Alterserscheinungen im Gesicht ist der Volumenverlust durch die Reduktion des Knochen-, Fett- und Bindegewebes. Einige Studien belegen, dass der Verlust an Volumen zumindest genauso für die Alterung des Gesichtes verantwortlich ist wie die Gewebeerschlaffung und die Schwerkraftwirkung. Um diesen Schwund auszugleichen, ist es daher sinnvoll, das verlorengegangene Gewebe zu ersetzen. Die Eigenfetttransplantation ist meiner Meinung nach in vielen Fällen ein wesentlicher Bestandteil einer Facelifting-Operation.

Körpereigenes Fettgewebe ist ein natürliches, permanentes Filler-Material. Gleichzeitig mit dem Lifting wird der zentrale Bereich des Gesichtes entsprechend den individuellen Gegebenheiten und Wünschen der Patienten augmentiert, also aufgefüllt. Die im verpflanzten Fettgewebe natürlich vorkommenden Stammzellen können als zusätzlicher Vorteil eine Verbesserung der Hautqualität bewirken.

Narben

Narben sollten unauffällig am Übergang von topographischen Zonen, z. B. vor dem Ohr oder am Vorderrand der Haare, laufen und nach der Abheilung kaum noch zu erahnen sein. Bei richtig am Haaransatz gesetzten Narben wachsen die Haare durch das Narbengewebe und verdecken dieses. Bei korrekter chirurgischer Technik sind Operationsnarben sehr unauffällig und müssen nach Abschluss der Heilung nur selten mit Make-up abgedeckt werden.

Patientengespräche

Ästhetische Gesichtsoperationen stellen eine gewisse psychologische Mutprobe für die Patienten dar. Es besteht die unterschwellige Sorge, dass man im Falle eines schlechten Ergebnisses oder einer Komplikation sein „Gesicht verliert". Die Beratungsgespräche vor der Operation sind daher besonders wichtig, um die Wünsche der Patienten zu verstehen und um diese auf die nach der Operation zu erwartende Schwellungszeit und gesellschaftliche Ausfallszeit von einigen Wochen vorzubereiten.

Beruhigen muss man die Patienten nicht nur vor der Operation, auch danach, während der Schwellungsphase des Gesichtes müssen sie vom chirurgischen Team begleitet werden und die Möglichkeit haben, Fragen zu stellen und mögliche Ängste zu besprechen. In dieser Zeit kann es zur sogenannten „kognitiven Dissonanz" kommen, in der sich Patienten fragen, ob sie die richtige Entscheidung getroffen haben. Gerade weil das Gesicht am Anfang sehr verschwollen sein kann, ist es wichtig, dass die Patienten im Vorfeld darauf hingewiesen werden, um nach der Operation keine Zweifel aufkommen zu lassen. Entspricht der Heilungsverlauf dann den Beschreibungen, wird das Vertrauen ins chirurgische Team durch mit der Operation verbundene Unannehmlichkeiten nicht erschüttert. Einen persönlichen Erfahrungsbericht über die Auswirkungen eines Faceliftings auf das psychische Befinden ist in den Fallbeispielen 8 und 9 zu finden.

Eine schöne Nase ist unauffällig.

Die Nase sitzt mitten im Gesicht, prominenter geht es nicht mehr. Dennoch sollte eine schöne Nase unauffällig sein. Der Blickkontakt ist für die soziale Interaktion viel wichtiger, mit den Augen kommunizieren wir nonverbal und drücken Emotionen aus, mit der Nase nicht. Die Nase sollte sich daher harmonisch ins Gesicht einfügen und nicht von den Augen ablenken.

Es gibt allerdings Fälle, bei denen die Nase aus der Reihe tanzt und zum Blickfänger wird. Ist sie zu groß oder zu klein, zu schmal oder zu breit, zu markant geformt oder durch einen Unfall verunstaltet, zieht sie den Blick anderer Menschen automatisch an. Zudem werden Assoziationen geweckt, die auf den Träger der Nase projiziert werden. So entstehen Bezeichnungen wie „Hexennase", „Schlägernase" oder „Adlernase".

Historisches

Im Jahr 1586 beschrieb der italienische Naturwissenschaftler Giambattista della Porta in seinem Werk „De humana physiognomia" verschiedene Nasenformen, die er mit der von Tieren verglich. So führte er u. a. die Löwen-, Adler-, Katzen- oder Schafsnase an.[28] Vor ihm hatte sich von 1518 bis 1520 bereits der Maler Albrecht Dürer mit der Proportionslehre beschäftigt und Nasenformen systematisch zusammengefasst. Dabei teilte er diese in konvexe, konkave und geradlinige Rückenprofile ein und meinte: „Dann Etlich haben groß, hocket, lang und überhanget Nasen. Dargegen wiederum Etlich ganz kurz oder murret Nasen, aufgeworfen, dick, kolbet, die da zwischen den Augen tief hinein sind gedruckt, oder sie sind hoch eraußen der Stirn geleich."[29] Dürer beschäftigte sich dabei auch mit der Ästhetik von Nasen und schrieb: „Aber solche obbeschriebene Meinung dient als mehr zu Unterschied, dann zu Gestalt der Hübsche, doch muß man solche und dergleichen Ding wissen, also daß man aus viel Erfahrungen mancherlei lerne. Dann Niemand würd wol wissen was ein gut Gestalt gibt, er wiss dann vor, was Ungestalt geb …"[29]

Subjektives Wohlbefinden

Was eine „gute Gestalt" ausmacht, liegt zum einen im Auge des Betrachters und zum anderen beim Träger der Nase. Was die einen stört, fällt den anderen gar nicht auf.

Entscheidend ist das subjektive Wohlbefinden. Wenn dieses beeinträchtigt ist, kann eine formverändernde Operation, eine sogenannte Rhinoplastik, helfen.

Die meisten Operationen finden bei Patienten statt, die nicht den Wunsch nach Wiederherstellung der früheren Nasenform haben, z. B. nach einem Trauma oder bei einer durch das Altern verursachten Veränderung, sondern die eine Form haben wollen, die sie nie zuvor hatten. Diese Formveränderung findet mitten im Gesicht statt, für alle Menschen ganz offensichtlich. Das ist die große Herausforderung in der Rhinoplastik – gleichermaßen für den Chirurgen wie auch für den Patienten.

Zwischen Leidensdruck und Angst

Damit sind sicherlich auch Ängste verbunden, z. B., dass die Operation nicht gelingt und das Ergebnis danach den Erwartungen nicht entspricht. Am Beginn kommt es zu einem Dilemma zwischen der Angst vor dem Misslingen und dem Leidensdruck. Auch wenn es Außenstehende oft nicht verstehen, kann eine Nase, die nicht der Norm entspricht, als sehr leidvoll empfunden werden. Die Betroffenen haben das Gefühl, dass man ihnen ständig auf die Nase schaut, sie meinen, dass hinter ihrem Rücken darüber geredet wird, manche werden tatsächlich auch verspottet. Tagtäglich mit einer ungeliebten Nase leben zu müssen kann zur Qual werden.

Schwierige Herausforderungen

Nasenoperationen zählen zu den schwierigsten ästhetischen Eingriffen. Viele Faktoren sind dafür verantwortlich. Zum einen ist die Kommunikation mit dem Patienten kritisch. In den meisten Fällen wird, wie schon erwähnt, eine neue Nasenform gewünscht. Der Chirurg muss die Vorstellungen des Patienten genau verstehen und dem Patienten gleichzeitig vermitteln können, was technisch machbar und ästhetisch sinnvoll ist. Keinesfalls darf man dabei aneinander vorbeireden. Zum anderen ist der dreidimensionale anatomische Aufbau der Nase sehr komplex, jede Veränderung der Form in einer Ebene kann einen Einfluss auf das Aussehen der Nase in einer anderen Ebene haben. Hinzu kommt, dass die Nase ein wichtiges Atmungsorgan ist und jede Veränderung der Nasenform einen negativen oder positiven Einfluss auf die Atmung haben kann. Kein Wunder, dass unzählige Bücher allein über ästhetische Nasenoperationen geschrieben worden sind.

3-D-Simulation

Um die Wünsche der Patienten besser darstellen und die Möglichkeiten chirurgischer Eingriffe deutlicher vermitteln zu können, wird im Kuzbari Zentrum eine 3-D-Simulation eingesetzt. Dieses technische Hilfsmittel wird in Ärztekreisen diskutiert, weil nicht sichergestellt werden kann, dass das Operationsergebnis dem computersimulierten Bild entspricht. International sind sich Plastische Chirurgen diesbezüglich bis heute uneinig. Manche raten von der Simulation ab, zumindest davon, die Ausdrucke den Patienten mitzugeben, weil bei diesen dadurch eine zu große Erwartungshaltung geweckt würde. Sie würden sich dadurch erhoffen, dass das Ergebnis genauso wie die Simulation wird.

Durch eine Vorher-Nachher-Simulation lässt sich der angestrebte Operationsplan klar definieren.

Quelle: www.canfieldsci.com

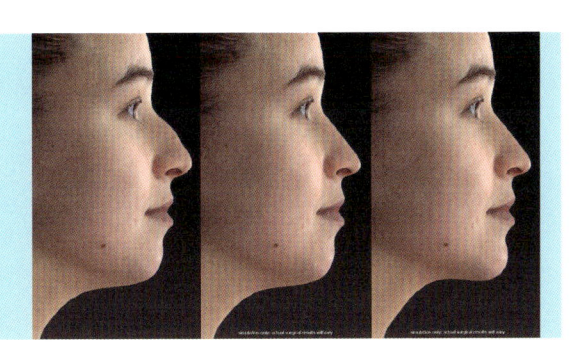

Seit mehr als 15 Jahren simuliere ich vor einer Operation alle Nasen. Ich operiere Nasen nur, wenn ich die geplante Veränderung simuliert habe, und ich gebe die Bilder den Patienten mit. Ich sage ihnen aber auch wirklich ganz eindeutig und klar, dass das Bild nur unseren Operationsplan darstellt und nicht das Endergebnis zeigt. Man kann das endgültige Ergebnis in der Ästhetischen Nasenchirurgie nicht zu 100 Prozent voraussagen, das ist weltweit so. Der Grund dafür ist die nicht gänzlich kontrollierbare Heilung der verschiedenen Gewebekomponenten der Nase, ein bis zwei Millimeter können den Unterschied zwischen einem guten und einem weniger guten Ergebnis ausmachen.

Anatomie der Nase

Wenn man keine störende Nasenform hat, fällt einem die Nase meist nur bei einem Schnupfen auf. Dass es sich dabei um ein komplexes Organ handelt, ist einem gar nicht so bewusst. Die Nase besteht aus vielen verschiedenen Gewebsarten, die zusammen ein dreidimensionales Konstrukt bilden. Dazu gehören die Haut, das Unterhautfettgewebe, Bindegewebe, Muskulatur, Knorpel, Knochen und im Inneren die

Schleimhautauskleidung. Diese Gewebsarten sind individuell unterschiedlich stark ausgeprägt und tragen in unterschiedlichem Ausmaß zur äußeren Form der Nase bei. Das macht die Variabilität der Nasenformen aus und erklärt, warum die Operationstechnik den individuellen Gegebenheiten des Patienten angepasst werden muss. Ein Standardoperationsverfahren wird in vielen Fällen zwangsläufig enttäuschende Ergebnisse zur Folge haben.

Mit Erfahrung kann man sehr viel über das zu erwartende Operationsergebnis voraussagen. In der modernen Nasenchirurgie verwenden wir auch Knorpeltransplantate an sichtbaren und unsichtbaren Stellen, um das Nasengerüst zu stützen und damit die Gewebeheilung zu steuern. Trotz dieser Tricks unterliegt der Heilungsprozess nicht gänzlich unserer Kontrolle. Wird die Haut wie erwartet schrumpfen? Wird der Knorpel der Nasenspitze sich bei der Heilung um 0,5 Millimeter senken? Die Antworten auf diese und viele andere Fragen weiß manchmal auch der Chirurg erst nach Abschluss der Heilung.

Atemfunktion

Eine Nasenoperation kann Konsequenzen für die Atmung haben. Besonders heikel sind Reduktionsrhinoplastiken, bei denen viel Knochen und Knorpel entfernt werden müssen, um die Nase neu zu formen. Früher haben Chirurgen das Nasenskelett verkleinert und die Atemfunktionen außer Acht gelassen. In der modernen Nasenchirurgie wissen wir, dass wir in manchen Fällen prophylaktisch, also auch dann, wenn die Patienten vorher keine Atemprobleme gehabt haben, Knorpeltransplantate einsetzen müssen, um die Atemwege der Nase zu stützen. Dabei handelt es sich vor allem um die anatomischen Engstellen, die sogenannten Nasenventile, die unseren Atemstrom regeln.

Restrisiko

Eine gelungene ästhetische Nasenoperation macht in der Regel das Gesicht attraktiver, die Menschen selbstsicherer und auch glücklicher. Selbst beim erfahrensten Chirurgen kann aber das Risiko eines nicht zufriedenstellenden Ergebnisses nicht völlig ausgeschlossen werden, da die Gewebsheilung nicht hundertprozentig kontrollierbar ist. Was macht man in solchen Fällen? Man wartet, bis das Gewebe abgeschwollen ist, und unterzieht es dann einer Korrekturoperation. Wer ein solches Risiko keinesfalls eingehen will, sollte sich die Nase nicht operieren lassen.

Beispiele für Behandlungen in der Ästhetischen und Plastischen Chirurgie.

Wichtig ist, dass der Chirurg bereits vor der ersten Operation seine Vorgehensweise bei erforderlichen Nachoperationen klar darstellt: Führt er selbst die Nachoperation durch? Wann erfolgt die Nachoperation? Welche Zusatzkosten sind damit verbunden?

Da ich viele Nasen korrigieren muss, bei denen die Erstoperation andernorts nicht zufriedenstellend verlaufen ist, höre ich von den Patienten immer wieder, dass der Erstchirurg die Nachoperation abgelehnt habe. Häufig dafür angegebene Gründe sind: „Ihre Nase ist gut genug!"; „Eine weitere Korrektur ist technisch nicht möglich!"; „Eine Nachoperation ist gefährlich!" In seltenen Fällen mag das zutreffen, doch meist ist das nicht der Fall.

Das Endergebnis

Wann das Endergebnis einer Nasenoperation ersichtlich ist, hängt von der Dicke der Haut ab und davon, ob die Nase voroperiert war. Die ästhetische Verbesserung der Nasenform ist meist drei Wochen nach der Operation klar ersichtlich. Die Patienten sind spätestens zu diesem Zeitpunkt gesellschaftsfähig und freuen sich in der Regel über die erzielte Formverbesserung, die Nase ist da aber noch etwas verschwollen. Das Endergebnis ist meist nach einem Jahr, bei dicker Haut und bei voroperierter Nase erst nach zwei bis drei Jahren erkennbar. Das sind aber nur Richtwerte, denn eine Nase verändert sich ein Leben lang.

Patientenberichte über ästhetische und funktionelle Nasenoperationen sind bei den Fallbeispielen 1, 3 und 7 zu lesen.

Die weibliche Brust ist ein Schlüsselsignal.

Der britische Zoologe Desmond Morris vertritt die Ansicht, dass bei unseren Verwandten, den Affenfrauen, die wohlgeformten Rundungen des Hinterns ein sexuelles Schlüsselsignal für die Männchen darstellten, deren Hauptaufgabe die Begattung war. In fruchtbaren Zeiten signalisierten die Pobacken des Weibchens sexuelle Lust. Die Brüste waren nur während der Stillzeit prall und rund. Mit dem aufrechten Gang verschwand die Vulva zwischen den Beinen und wurde durch die Schambehaarung versteckt. Und auch der Po wurde nicht mehr so auffallend präsentiert. Dafür trugen die Menschenfrauen einen prallen Busen auch außerhalb der Schwangerschaft. Damit sind wir die einzige Spezies, die das tut. Die Brüste sind Blickfänger und signalisieren Gesundheit und Fruchtbarkeit. Große, pralle Brüste vermitteln den Eindruck, dass die Frau fit und gesund ist. Die Brust ist demnach so etwas wie der Po auf der Vorderseite der Frau. „Die halbkugelig vorgewölbten Brüste sind sicherlich Kopien der fleischigen Hinterbacken", meint Desmond Morris.[30]

Die archaische Bedeutung der weiblichen Brust wird durch altsteinzeitliche Funde unterstrichen. So zeigt beispielsweise das Idol der Venus von Willendorf große, schwere Brüste. Und auch heute werden üppige Dekolletés als Eyecatcher in der Werbeindustrie bewusst eingesetzt.

Ein schöner Busen ist auch ein Statussymbol. Frauen, die kein Kind geboren bzw. dieses nicht gestillt haben, haben eher eine prallere, stehende Brust. Frauen der Oberschicht leisteten sich früher eine Amme, welche das Kind gestillt hat. Dadurch blieb das schöne, pralle Dekolleté erhalten.

Geschmackssache

Eine wohlgeformte weibliche Brust gefällt beiden Geschlechtern. Es gibt aber große individuelle Unterschiede, wenn Menschen gefragt werden, welche Brustform und -größe sie als attraktiv empfinden. Diese Unterschiede unterliegen kulturellen Einflüssen, aber auch dem Wandel der Zeit. So finden immer mehr junge Frauen die steif stehende, pralle und offensichtlich mit Implantaten vergrößerte Brust schön. Reifere Frauen bevorzugen eher eine natürliche Brustform.

Beispiele für Behandlungen in der Ästhetischen und Plastischen Chirurgie.

Schwierig ist es, wenn die Patientin und ihr Partner unterschiedliche Brustgrößen bevorzugen. Das kommt gelegentlich vor. In diesen Fällen raten wir zwar zu einem klärenden Gespräch zwischen den beiden, entscheidend für uns ist aber selbstverständlich der Wunsch der Patientin. Keinesfalls operieren wir, wenn wir den Eindruck haben, dass die ästhetische Brustoperation nur auf Druck des Partners stattfinden soll und die Patientin selbst diese nicht wirklich wünscht.

Die perfekte weibliche Brust

Es wird viel über Brustvergrößerung und -verkleinerung gesprochen, aber entscheidender als die Größe der Brust ist ihre Form. Für die Brustproportionen gibt es einen „goldenen Schnitt". In einer fotografischen Studie[31] wurden 100 verschiedene Fotos von Brüsten – diese stammten aus dem Boulevardblatt „Sun", das bis vor kurzem täglich auf Seite 3 nicht operierte Topmodels zeigte – analysiert, um die Formel für eine schöne Brust zu finden. Auf diese Weise wurde herausgefunden, dass bei einer schönen Brust 45 Prozent oberhalb der durch die Brustwarzen führenden Linie („Nippel-Meridian") und 55 Prozent darunterliegen. Die Brustwarze sollte in einem mittleren Winkel nach oben gerichtet sein. Was die ästhetische Bewertung betrifft, war die Körbchengröße wenig relevant.

Im zweiten Teil der Studie wurden die Bilder von Frauen nach ästhetischen Eingriffen ausgewertet. Man kam zu dem Ergebnis, dass die operierten Brüste dann als natürlich und attraktiv empfunden werden, wenn sie den zuvor erhobenen Proportionen entsprechen – wiederum unabhängig von der Größe.

Diese leicht verständliche Studie und auch andere komplexere Untersuchungen zeigen, dass eine schöne Brust nicht nur Ansichtssache ist, sondern dass es wissenschaftliche Erkenntnisse gibt, an denen sich Chirurgen, aber auch Patienten bei Brustrekonstruktionen, aber auch bei ästhetischen Operationen orientieren können.

Welche ästhetischen Brustoperationen gibt es?

Die häufigste ästhetische Brustoperation ist die Brustvergrößerung mit Silikonimplantaten, gefolgt von der Bruststraffung und der kombinierten Bruststraffung und -vergrößerung. Die Brustverkleinerung wird je nach Größe der Brust als ästhetische oder medizinisch indizierte wiederherstellende Operation eingestuft.

Bei Männern ist in den letzten Jahren eine deutliche Zunahme der Brustverkleinerungsoperationen zur Behandlung einer vergrößerten männlichen Brust (Gynäkomastie) zu verzeichnen. Die Ursache für Letztere liegt wohl in der Zunahme der Fettleibigkeit in der Bevölkerung.

Wie häufig werden Brustvergrößerungen durchgeführt?

Die Vergrößerung der weiblichen Brust mit Implantaten gehört weltweit zu den häufigsten kosmetischen Eingriffen (21,7 %).[32] Im Jahr 2015 wurden international 1,489 Millionen[33] chirurgische Brustvergrößerungen durchgeführt, davon 310.000 in den USA. In Brasilien waren es 166.000, gefolgt von Mexiko mit 62.000. An vierter Stelle lag Deutschland mit 53.000 Brustvergrößerungen.[34] Aus Österreich gibt es keine genauen Angaben über die Anzahl ästhetischer Operationen, doch gehen Schätzungen von rund 40.000 pro Jahr[35] aus, wovon zirka 20 Prozent Brustvergrößerungen sind.

Gestellte Anforderungen

Brustimplantate sind Silikonprothesen, die in die Brust eingesetzt werden, um diese zu vergrößern. Eine der am häufigsten gestellten Fragen ist dabei wohl: „Was ist das richtige Brustimplantat für mich?" Die Antwort hängt stark davon ab, was der Patientin wichtig ist. Wird eine natürliche Brustform gewünscht, oder soll die Brust ruhig silikonvergrößert ausschauen? Soll die derzeitige Brustform nur betont oder verändert werden? Die Wahl des Implantats hängt aber auch von der vorgegebenen Form der Brust und des Brustkorbes ab.

Es kann somit keine pauschale Empfehlung für eine bestimmte Implantatform abgegeben werden, es ist vielmehr eine individuelle Entscheidung, die im Rahmen der Erstberatung getroffen wird. So müssen gemeinsam mit der Patientin zwei Parameter vor der Operation festgelegt werden: die Form und die Größe der Implantate.

Die Form der Implantate

Brustimplantate können eine runde oder eine anatomische, tropfenförmige Form haben. Obwohl runde Implantate gelegentlich angebracht sein können, werden von uns in den meisten Fällen anatomische Implantate wegen der damit erzielten natürlichen Brustform bevorzugt. Diese haben den zusätzlichen Vorteil, dass sie dem Körperbau der Frau angepasst werden können. Neben der klassischen Form gibt es nämlich Implantate, die breiter als hoch sind. Diese sind für Frauen mit kleinerer Statur und brei-

Beispiele für Behandlungen in der Ästhetischen und Plastischen Chirurgie.

terem Brustkorb geeignet. Im Gegensatz dazu gibt es für größere, schmäler gebaute Frauen Implantate, die höher als breit sind.

Die Größe der Implantate

Natürlich ist der wichtigste Faktor zur Bestimmung der Implantatgröße der Wunsch der Patientin, wie groß sie ihre Brust haben will. Allerdings muss ein weiterer Faktor berücksichtigt werden: Was ist für ihre Brust und für ihren Körperbau überhaupt sinnvoll und empfehlenswert? Hier ist die beratende Rolle des Chirurgen wichtig. Frauen haben oft klare Vorstellungen bezüglich der gewünschten Brustgröße, da gehen die Emotionen gelegentlich hoch. Sie orientieren sich an einer Brustgröße, die sie in einer Zeitschrift, im Internet oder bei einer Freundin, die operiert wurde, gesehen haben. Es ist die Aufgabe des Chirurgen, die Brust zu vermessen sowie die Dehnungsfähigkeit und die Dicke des Brustgewebes zu prüfen, um beurteilen zu können, ob der Größenwunsch der Patientin für ihren Körperbau vernünftig ist. Denn machbar ist vieles, die Frage ist aber, ob die Brust mit dieser Implantatgröße gut ausschauen wird, ob die Patientin damit jahrelang zufrieden leben wird und ob die Überdehnung des Gewebes mit der Zeit zu Deformierungen führen wird. Zur Klärung dieser Fragen ist eine ehrliche Beratung angebracht. Wir wissen, dass einige Frauen, denen wir von übergroßen Implantaten abraten, weil diese in ihrer Brust einfach nicht passen, sehr bald woanders einen Chirurgen finden, der gegen ihr Interesse handelt und ihre Wünsche erfüllt.

Simulationsmethoden

Kundenwünsche können dreidimensional dargestellt und Proportionen überprüft werden.

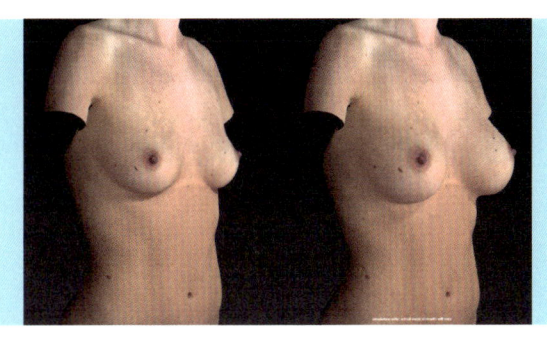

Quelle: www.canfieldsci.com

Damit sich die Frau einen physischen Eindruck verschaffen kann, probiert sie verschiedene in Frage kommende Implantatgrößen entweder in einem eigens dafür designten BH aus, oder – das ist die moderne visuelle Methode – man zeigt ihr die Simulation am Computer. Dies ist mit einem 3-D-Simulationsgerät möglich. Dabei handelt es sich um eine überdimensionierte Kamera, die dreidimensionale Aufnahmen der Brust machen kann. Anhand dieser Aufnahmen können entsprechende Form- und Größenveränderungen der Brust am Computer vorgenommen werden. Auf diese Weise lassen sich alle Brustimplantat-Modelle der führenden Hersteller in die Brust projizieren.

Beide Methoden ermöglichen ein beiderseitiges Annähern und Verstehen, denn eine größere Brust bedeutet für jede Frau etwas anderes.

Eine Brust soll nicht nur optisch, sondern auch haptisch ein Erlebnis sein. Idealerweise sollte sich die Brust natürlich anfühlen. Das wird aber nicht immer der Fall sein. Im Allgemeinen gilt, je größer das Implantat ist und je kleiner die ursprüngliche Größe der Brust war, umso eher wird das Implantat tastbar sein. Implantate werden aber so hergestellt, dass sie der natürlichen Konsistenz der Brust sehr ähneln.

Kochsalz- und Silikongel-Implantate

Die sogenannten Kochsalz-Implantate haben eine Hülle aus Silikon, sind aber mit einer Wasser-Kochsalz-Lösung gefüllt, die ähnlich wie eine intravenös verabreichte Infusionslösung zusammengesetzt ist. Kochsalzimplantate haben den Vorteil, dass deren Inhalt im Falle eines Lecks der Silikonhülle völlig unbedenklich ist und vom Körper in kürzester Zeit resorbiert wird.

Durch den Fortschritt in der Produktion von Silikonimplantaten ist aber dieser Vorteil nicht mehr ausschlaggebend. Heute stehen uns sogenannte „Kohäsivgel-Füllungen" zur Verfügung, die im Falle einer Beschädigung der Silikonhülle nicht ausfließen. Kohäsivgel-Implantate sind formstabil und greifen sich trotzdem weicher als Kochsalzimplantate an. Aus diesem Grund bevorzugen wir im Kuzbari Zentrum heutzutage mit Silikongel gefüllte Brustimplantate.

Positionierung der Implantate

Wichtig ist die richtige Positionierung der Implantate in der Brust. Dazu wollen wir uns die reguläre Anatomie betrachten. Neben Haut und Unterhautfettgewebe besteht die weibliche Brust aus Brustdrüsengewebe. Direkt darunter befindet sich der Brustmuskel. Daraus abgeleitet gibt es zwei Möglichkeiten, ein Implantat zu positionieren. Entweder zwischen der Brustdrüse und dem Brustmuskel oder unter dem Brustmuskel, wobei meist nur der obere Teil des Implantats vom Brustmuskel bedeckt ist.

Wird das Implantat unter der Brustdrüse eingebracht, ist die Position natürlicher, nämlich in unmittelbarer Nähe der Brustdrüse. Eine solche Methode ist allerdings nur möglich, wenn eine ausreichende Dicke des Brustdrüsengewebes und der Haut gegeben ist und wenn keine übergroßen Implantate verwendet werden. Würde man bei dünnem Gewebe ein Implantat so positionieren, wäre dieses sichtbar und tastbar, das Ergebnis wäre nicht optimal. Wird das Implantat unter den Brustmuskel eingebracht, ist es weniger tastbar, und die Brust greift sich auch bei dünnem Gewebe natürlicher an. Eine solche Positionierung eines Implantats ist immer möglich.

Es gibt keine für alle Frauen gültige Ideal-Platzierung eines Brustimplantats. Manche Chirurgen bevorzugen immer die gleiche Lage für ein Brustimplantat, die Ärzte im Kuzbari Zentrum passen sich den anatomischen Gegebenheiten und Wünschen der Patientinnen an. Patientinnen, die ausreichend dicke Weichteile und kein übergroßes Implantat wünschen, wird die Position unterhalb der Brustdrüse empfohlen. Allerdings sind diese Voraussetzungen oft nicht gegeben, und das Implantat wird unter dem Brustmuskel platziert.

Kapselfibrose

Wichtig für Brustvergrößerungen ist, dass es zu keinen langzeitigen Verhärtungen und Deformierungen der Brustform kommt. Jedes synthetische Implantat wird vom menschlichen Körper als fremd erkannt und deshalb mit einer Kapsel aus Bindegewebe abgeschottet. Das ist eine normale und harmlose Reaktion, die auch bei Silikonimplantaten auftritt. Gelegentlich kommt es allerdings zu einer Verhärtung und Schrumpfung dieser Kapsel aus Bindegewebe. Das wird als Kapselfibrose bezeichnet. Bei leichten Formen fühlt sich die Brust etwas härter an, bei schweren Formen kann sich die Brust verformen und sehr hart werden.

Um das Risiko einer Kapselfibrose zu senken, wurden ab Mitte der 1980er Jahre Implantate mit rauer Oberfläche entwickelt. Diese haben im Laufe der Jahre die glatten Silikonimplantate weitgehend vom Markt verdrängt. Es wird angenommen, dass durch die raue Oberfläche der Implantate das Einwachsen von Bindegewebe gefördert und damit die Bildung einer dicken Gewebehülle um das Implantat verhindert wird. Einige Studien weisen auf eine Senkung des Risikos einer Kapselfibrose durch die Verwendung von Silikonimplantaten mit rauer Oberfläche hin, das Risiko bleibt aber auch mit diesen Implantaten hoch. Eine von den staatlichen Behörden kontrollierte US-amerikanische Studie zeigte, dass zehn Jahre nach einer Brustvergrößerung mit rauen Silikonimplantaten bis zu jede fünfte Frau eine starke Kapselfibrose mit Verhärtung und Verformung der Brust aufwies.

Polyurethan-Implantate

Dieses Risiko lässt sich durch die Verwendung von mit Polyurethan beschichteten Implantaten deutlich – etwa von zwanzig auf zwei Prozent – senken. Auf die Silikonhülle aufgetragenes Polyurethan fördert das Einwachsen des Bindegewebes in die Oberfläche des Implantats. Das senkt einerseits das Kapselfibrose-Risiko und verhindert andererseits, dass sich das Implantat in der Brust verdreht. Mit Polyurethan beschichtete Implantate lassen sich schwerer in die Brust einbringen, was aber für einen erfahrenen Plastischen Chirurgen kein nennenswertes Problem darstellt. Die Vorteile solcher Implantate überwiegen bei weitem, und es gibt jahrzehntelange Erfahrungen mit deren Verwendung. Darum werden sie derzeit im Kuzbari Zentrum häufig eingesetzt.

Kriterien für Brustimplantate im Überblick

Bei der Wahl von Brustimplantaten ist wichtig, die Wünsche der Patientin zu verstehen. Das Ausprobieren von Probeimplantaten in einem Spezial-BH, die visuelle 3-D-Simulation, aber auch von der Patientin mitgebrachte Bilder helfen bei der Ermittlung der von der Patientin gewünschten Implantatform und -größe. Dann müssen Körperbau und Beschaffenheit des Brustgewebes berücksichtigt werden, um festzustellen, ob die gewünschte Implantatgröße für die individuelle Situation der Patientin geeignet ist, und um die bestgeeignete Implantatform zu wählen: rund, tropfenförmig mit runder Basis, tropfenförmig längsoval oder tropfenförmig queroval.

Selbstverständlich müssen qualitativ hochwertige Implantate verwendet werden, nicht Billigprodukte oder Produkte, die erst seit kurzem vertrieben werden und bei denen noch keine ausreichenden Erfahrungen vorliegen. Eine Polyurethanbeschichtung ist aufgrund der heutigen wissenschaftlichen Datenlage empfehlenswert, um das Risiko einer Kapselfibrose zu senken.

Zusätzliche Maßnahmen zur Verbesserung der Brustform

Bei ausgeprägten Asymmetrien, bestimmten angeborenen Deformitäten oder Altersveränderungen der Brust reicht das Einbringen eines Implantats nicht aus, um ein ästhetisch ansprechendes Ergebnis zu erreichen. In diesen Fällen sind zusätzliche chirurgische Schritte erforderlich, um die Brust zu formen. Zum Beispiel muss im Falle einer deutlich hängenden Brust diese gestrafft werden, und eventuell zu große Brustwarzenhöfe müssen verkleinert werden. Oft müssen dann zusätzliche Narben an der Brust hinterlassen werden. Wo diese liegen werden und wie lang sie sind, ist von Fall zu Fall verschieden und wird mit der Patientin im Rahmen der Erstberatung besprochen.

Beispiele für Behandlungen in der Ästhetischen und Plastischen Chirurgie.

Eigenfettbehandlung

Neben den Silikonimplantaten gibt es aber auch noch die Methode der Brustvergrößerung mit Eigenfett. Ideale Kandidatinnen für eine Brustvergrößerung mit körpereigenem Fettgewebe sind Frauen, die eine moderate Volumenzunahme der Brust ohne Verwendung eines Implantats wünschen und gleichzeitig störende Fettansammlungen am Körper haben, die sie korrigieren wollen. Durch den Eingriff kann eine Harmonisierung der Körpersilhouette erzielt werden, indem Fettgewebe im Bereich der störenden Problemzonen schonend abgesaugt und danach tröpfchenweise in das Unterhautfettgewebe der Brust und in den Brustmuskel eingebracht wird. Die Vorteile dieser Methode sind, dass sie im Bereich der Brust keine Narben hinterlässt und dass sich die vergrößerte Brust natürlich anfühlt.

Eine Brustvergrößerung mit Eigenfett ist nicht für jede Frau geeignet. Es müssen bestimmte körperliche Voraussetzungen gegeben sein. Bei sehr schlanken Frauen kann keine ausreichende Menge Fett entnommen werden, um eine nennenswerte Brustvergrößerung zu erzielen. Auch eine schlaffe Brust lässt sich durch die Eigenfettmethode nicht straffen. Es muss auch die Erwartungshaltung der Patientin passen. Als Ergebnis einer Eigenfettverpflanzungssitzung kann in der Regel eine Vergrößerung von einer halben bis maximal einer BH-Körbchengröße erzielt werden. Es ist somit oft mehr als ein Fettverpflanzungseingriff erforderlich. Die Patientin muss bereit sein, diese Unannehmlichkeit in Kauf zu nehmen.

Bei richtiger Technik können etwa 50 Prozent des während der Operation erreichten Volumenzuwachses in der Brust erhalten bleiben. Das Ergebnis unterliegt allerdings individuellen Schwankungen. Bei Raucherinnen überlebt z. B. weniger verpflanztes Fettgewebe. Das endgültige Ergebnis sieht man nach drei bis sechs Monaten. Danach tritt kein Verlust der verpflanzten Fettzellen mehr ein.

Alternative Methoden

Derzeit gibt es für die Brustvergrößerung noch keine alternativen Methoden bzw. Materialien zu Eigenfett oder Silikonimplantaten. Andere verwendete Materialien können derzeit aufgrund der unzureichenden wissenschaftlichen Datenlage nicht empfohlen werden. Wir erhoffen uns in nächster Zeit allerdings einen Durchbruch im Bereich der Stammzellenforschung. Mit Hilfe von gezüchteten Fettzellen könnte es nämlich möglich werden, auch bei schlanken Frauen eine deutliche Brustvergrößerung mit körpereigenem Gewebe zu erreichen. Davor muss aber die Sicherheit dieser Methode in klinischen Studien ausreichend geprüft werden.

Die Behandlung von Fettpölsterchen mit nicht-invasiven und invasiven Methoden.

Wer träumt nicht von einer guten Figur? Menschen machen viel dafür, sie achten auf eine ausgewogene Ernährung und betreiben regelmäßig Sport. Dennoch gibt es Fettpölsterchen um den Nabel, an der Taille, an den Oberschenkeln oder auch am Rücken, die weitgehend „immun" gegen Diät und Sport sind. Aus den Jeans quellen die Speckröllchen, das kleine Schwarze wölbt sich, und das Selbstbewusstsein leidet darunter. Wie sehr man sich auch bemüht, die Problemzonen verschwinden nicht. In solchen Fällen können die Methoden der Ästhetischen Medizin in Anspruch genommen werden, wobei nicht immer operiert werden muss.

Kryotherapie von Unterhautfettgewebe

Kleine Fettpölsterchen können heutzutage mittels Kryotherapie nicht invasiv und wirkungsvoll korrigiert werden. Diese Behandlungsmethode beruht auf der Beobachtung, dass Fettzellen wesentlich anfälliger auf Kälte sind als das umliegende Gewebe. So wurde in Großbritannien beobachtet, dass Frauen, die mit dünnen Hosen bekleidet im Winter ausreiten, an den Oberschenkeln einen permanenten lokalen Fettschwund hatten. Auch bei Kleinkindern, die ein Stieleis lutschen und dabei einschlafen, kann ein Schwund des Fettgewebes der Wangen beobachtet werden. Das hat ein Team von US-Forschern aus einem der Lehrkrankenhäuser der Harvard-Universität dazu bewogen, eine Methode zur Reduktion von Fettpölsterchen durch gezielte Kühlung zu entwickeln. Die Wirksamkeit und Sicherheit der Methode wurden mit zahlreichen wissenschaftlichen Studien belegt. Das so entwickelte Gerät heißt „CoolSculpting®" und wird weltweit mit mehr als zwei Millionen dokumentierten Behandlungen erfolgreich eingesetzt.

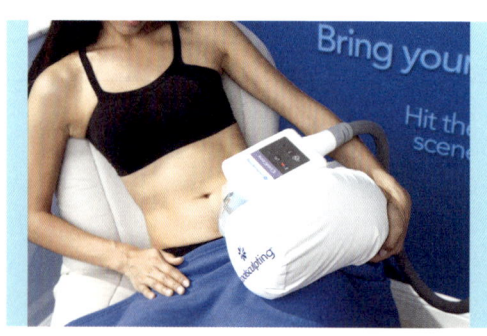

Während der Kryotherapie können Patienten einfachen Tätigkeiten nachgehen.

Quelle: ZELTIQ

Beispiele für Behandlungen in der Ästhetischen und Plastischen Chirurgie.

Wirkprinzip

Bei der operationslosen Kryotherapie wird ein Applikator auf die Haut aufgesetzt. Dieser erzeugt ein Vakuum, sodass das zu behandelnde Gewebe in den Applikator angesaugt wird. Die Fettdepots werden dann langsam auf drei Grad Celsius abgekühlt. Bei dieser Temperatur werden Haut und Muskeln nicht beeinträchtigt, lediglich die Fettzellen werden angegriffen. Diese Behandlung ist für den Patienten viel weniger unangenehm, als diese Beschreibung klingen mag. Die meisten Menschen lesen, surfen im Internet oder schlafen während der Therapiesitzung ein.

Durch die Kühlung der Fettzellen sterben diese auf natürliche Weise ab. In den Wochen und Monaten nach der Behandlung werden die kristallisierten Fettzellen nach und nach durch das Immunsystem abgebaut und über die Leber ausgeschieden. Während die Fettzellen abgebaut werden, verdichten sich die übrigen Zellen, was zu einer permanenten Reduktion der Anzahl der Fettzellen in der behandelten Region um bis zu 25 Prozent führt. Da der Abbau der Fettzellen allmählich erfolgt, ist die Verbesserung der Körperkontur erst nach vier Monaten abgeschlossen. Neun von zehn Patienten sehen eine eindeutige Konturverbesserung nach nur einer Behandlung.

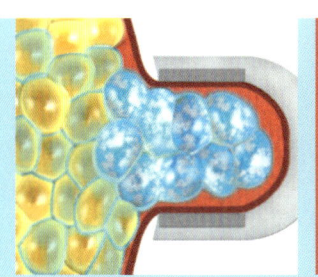

1. Gewebe wird vom Applikator angesaugt.
2. Fettzellen sterben durch die Kühlung ab.
3. Die übrigen Zellen verdichten sich.

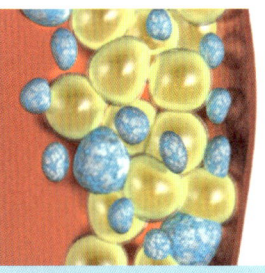

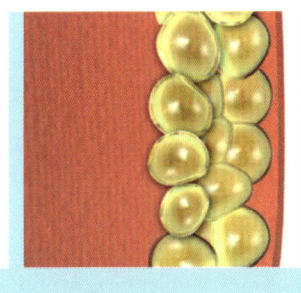

Quelle: ZELTIQ

Die Kryotherapie ist ein effektives nicht-invasives Verfahren, das die operative Fettabsaugung aber nicht ablösen kann. Natürlich ist die Kältetherapie für Patienten besonders attraktiv, weil sie ohne Injektionen und Schnitte auskommt. Zudem können die Patienten ihren gewohnten Tätigkeiten sofort ohne Einschränkungen nachgehen. Viele Problemzonen lassen sich zudem mit nur einer einzigen Behandlung verbessern.

Grenzen der Kryotherapie

Trotz dieser Vorteile ist die Kryolipolyse nicht immer anwendbar. Fettpolster, deren Form oder Größe nicht dem Applikator entsprechen, können nicht behandelt werden. Diese Methode kann nur bei kleinen und moderaten Fettansammlungen empfohlen werden. Bei ausgeprägten Fettpolstern ist die effektivere Methode der Fettabsaugung zu bevorzugen.

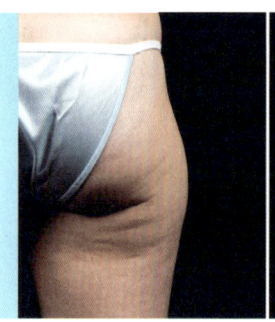

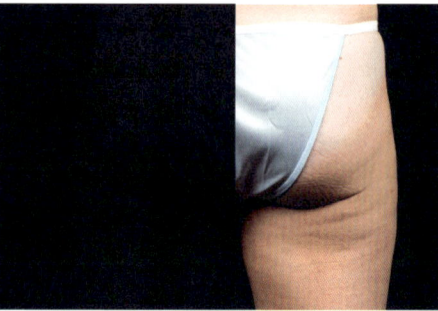

Quelle: Eric Bachelor, CoolSculpting Treatment

Fettabsaugung – der Goldstandard der Fettreduktion

Die chirurgische Technik der Fettabsaugung bleibt aufgrund ihrer Wirksamkeit und Präzision der Goldstandard der Fettreduktion.

Zwei falsche Vorstellungen müssen gleich vorweg aus der Welt geschaffen werden. Erstens: Die Fettabsaugung ist keine geeignete Methode zur Gewichtsreduktion bei stark übergewichtigen Menschen. Vielmehr ist sie eine Behandlungsmethode für Menschen mit ungleichmäßiger Verteilung des Körperfetts. Zweitens: Mit einer Fettabsaugung kann man sein Wunschgewicht nicht erreichen, dafür seine Wunschfigur.

NAGY: Was kann man mit der Fettabsaugung erreichen, und für wen ist sie geeignet?

KUZBARI: Mit diesem Verfahren können die ästhetisch unvorteilhaften Fettdepots deutlich reduziert und damit die Körperproportionen und die Silhouette verbessert werden. Die idealen Voraussetzungen für eine Fettabsaugung sind eine gute Hautelastizität, bestimmte Fettverteilungsmuster mit lokalisierter Ansammlung von Fett unter der Haut und ein guter Allgemeinzustand.

Beispiele für Behandlungen in der Ästhetischen und Plastischen Chirurgie.

Wie funktioniert die Technik der Fettabsaugung?

Die Fettabsaugung, auch als Liposuction bekannt, ist eine invasive Behandlungsmethode, bei der eine Kanüle über kleine Einstiche oder Hautschnitte eingebracht wird, um das Fettgewebe zu zerstören und zu entfernen. Das grundlegende Prinzip einer Fettabsaugung, oder besser gesagt einer körperformenden Fettreduktion, ist immer dasselbe und hat sich seit seiner revolutionären Anfangszeit in den 70er und 80er Jahren des vergangenen Jahrhunderts nicht grundlegend geändert. Über Einstiche oder kleine Hautschnitte wird eine Lösung mit Lokalanästhesie und gefäßverengenden Medikamenten unterspritzt, welche das Fettgewebe vorbereitet und dadurch im Anschluss schonend absaugen lässt. Die Fettzellen werden mechanisch zerstört und mittels Vakuum aus dem Gewebe entfernt. Diese Zerstörung kann klassisch mit der Absaugkanüle oder mittels Vibration, Ultraschall, Wasserstrahl oder Laser erfolgen. Mit all diesen Methoden lassen sich auch größere Fettansammlungen präzise reduzieren. Einige Chirurgen bezeichnen daher die Fettabsaugung auch als „Liposculpturing". Dieses Kunstwort beschreibt metaphorisch die Kombination aus chirurgischer Fettreduktion und künstlerischer Skulpturierung des menschlichen Körpers. Durch akribische Auseinandersetzung mit der Anatomie und den idealen Proportionen des Körpers ist es mit der zusätzlichen Option der Eigenfettverpflanzung möglich geworden, die individuelle Körperkontur deutlich zu optimieren. So kann vielen Menschen, die schlechte genetische Voraussetzungen für eine gute Figur haben, geholfen werden. Optimal ist die Methode der Fettabsaugung daher für Menschen, die trotz idealem Körpergewicht, ausgewogener Ernährung und eisernem Training problematisch lokalisierte Fettansammlungen haben. Nach einigen Wochen ist eine deutliche Veränderung der Körpersilhouette erkennbar.

Die Fettabsaugung wird von vielen Ärzten mit unterschiedlicher Ausbildung durchgeführt. Wie wichtig ist die Erfahrung und Ausbildung des Operateurs?

Die Fettabsaugung ist die effektivste Methode der Fettreduktion. Ein behutsames Vorgehen ist aber erforderlich, um Hautunregelmäßigkeiten und Dellen zu vermeiden. Eine schonende Technik der Absaugung, profunde Kenntnisse der Oberflächenanatomie sowie die Einschätzung des Chirurgen in Bezug auf das Verhalten des Gewebes nach dem Eingriff sind die Schlüsselfaktoren für ausgezeichnete Ergebnisse.

Die geringe soziale Ausfallszeit sowie die oftmals beeindruckenden Verbesserungen der Körperkontur, ohne große Narben, machen die Fettabsaugung zu einem der beliebtesten ästhetischen Eingriffe weltweit. Es handelt sich aber um ein operatives Verfahren, und es sind auch hier chirurgisch Risiken gegeben. Diese reichen von

Unregelmäßigkeiten der Kontur und Dellen der Haut bis hin zu seltenen lebensbedrohlichen Gefäßverschlüssen.

Wie bei allen ästhetischen Eingriffen ist eine detaillierte Analyse der Problemzonen und der Gewebebeschaffenheit wichtig, um die Patienten professionell aufklären zu können, ob die von ihnen gewünschte Konturveränderung tatsächlich durch eine Fettabsaugung erreicht werden kann.

Körperstraffungsoperationen – Form schlägt Narbe

Körperstraffungsoperationen sind indiziert, wenn die Haut erschlafft ist. Das kann altersbedingt oder nach einer Gewichtsabnahme der Fall sein. Die Erschlaffung ist am deutlichsten bei fettleibigen Patienten, die durch Diät oder eine Magenverkleinerungsoperation viel Gewicht verloren haben. Diesen Patienten werden nicht nur die Kleider zu groß, auch die eigene Haut kann stark erschlaffen und zu groß werden. Während aber die Kleider gewechselt werden können, lässt sich die zu groß gewordene Haut nicht so leicht abstreifen. Der Leidensdruck der betroffenen Menschen ist dementsprechend groß.

Wann ist eine Fettabsaugung und wann eine Körperstraffungsoperation erforderlich?

Wenn nicht nur ein Fettüberschuss, sondern eine ausgeprägte Erschlaffung der Haut vorliegt, ist mit einer reinen Fettabsaugung keine Korrektur des ästhetischen Problems zu erwarten. Da kommen Körperstraffungsoperationen zum Einsatz. Die Übergänge sind aber fließend. Während eine Besserung der Bauchkontur bei einer jungen Patientin mit straffer Haut mittels Fettabsaugung erfolgen kann, wird bei einem älteren Patienten mit schlaffer Haut das Problem nur mittels chirurgischer Bauchstraffung zu behandeln sein. Häufig werden diese Verfahren kombiniert, so wird oft bei Straffungsoperationen gleichzeitig Fett abgesaugt.

Die Straffungsoperationen im Gesicht und an der Brust haben Sie bereits beschrieben. Welche Körperstraffungsoperationen gibt es?

Klassische Straffungsoperationen werden am Bauch, den Oberarmen, den Oberschenkeln und am Gesäß durchgeführt. Bei ausgeprägter Hauterschlaffung nach starker Gewichtsabnahme werden auch der Rücken, der seitliche Rumpf und die Unterarme gestrafft. Mittels dieser Eingriffe kann die Körperkontur deutlich verbessert werden. Der Nachteil dieser Operationen sind die langen Narben, die unweigerlich dabei hin-

Beispiele für Behandlungen in der Ästhetischen und Plastischen Chirurgie.

terlassen werden. Diese Narben können aufgrund der unterschiedlichen Wundheilung bei Menschen trotz identer Nahttechnik zu unterschiedlichen Endergebnissen führen. Die Narben können oft in Körperregionen, die durch Kleidung bedeckt sind, versteckt werden, ganz unsichtbar sind sie aber nicht.

Trotzdem sind körperformende Operationen in stetigem Anstieg. Dies ist einerseits mit der steigenden Fettleibigkeit und der damit verbundenen starken Gewichtsschwankungen zu erklären. Anderseits werden die Operationsergebnisse aufgrund eleganterer chirurgischer Techniken besser und finden daher mehr Annahme bei den Patienten.

Wie ausgedehnt sind diese Eingriffe?

Die Dauer der Operation hängt vom Ausmaß der Hauterschlaffung und der Anzahl der gleichzeitig zu straffenden Regionen ab. Körperstraffungsoperationen sind invasiver als eine Fettabsaugung und erfordern im Vergleich eine längere Erholungsphase mit körperlicher Schonung. Ist sich der Patient dessen bewusst, kennt er die Narbenproblematik und steht bei ihm die Formverbesserung im Vordergrund, sind derartige Eingriffe auf jeden Fall gerechtfertigt. Eine deutliche Verbesserung der Lebensqualität ist in der Regel zu erwarten.

Im Bauch- und Hüftbereich können nach wenigen Wochen deutliche Verbesserungen festgestellt werden.

Quelle: Barry E. DiBernardo, CoolSculpting Treatment

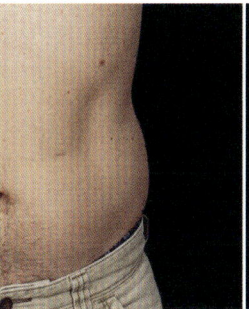

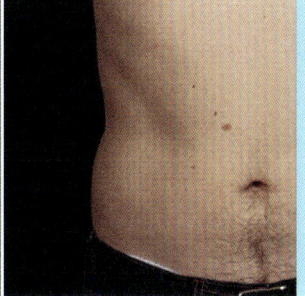

„Es muss analysiert werden, ob sich der Wunsch auch realisieren lässt, ob die körperlichen Gegebenheiten eine solche Veränderung überhaupt zulassen."

Qualitätskriterien für eine erfolgreiche Schönheitsoperation.

Von Johann Wolfgang von Goethe stammt das Zitat: „Wer das erste Knopfloch verfehlt, kommt mit dem Zuknöpfen nicht zu Rande." Auf die Schönheitsmedizin umgelegt, ist die wichtigste Phase nicht die Operation, sondern das erste Gespräch, die erste Begegnung mit dem Patienten.

NAGY: Ist die Bezeichnung Patient überhaupt passend? Das lateinische Wort „patiens" bedeutet doch geduldig, aushaltend, ertragend, erleidend. Sollte man nicht von Kunden sprechen?

KUZBARI: Natürlich ist die Bezeichnung passend. Die Menschen, die zu uns kommen, haben ein Problem, das sie stört, unter dem sie leiden oder das sie sogar schmerzt – psychisch und gelegentlich physisch. Weil der Leidensdruck groß geworden ist, kommen sie zu uns und erwarten sich Linderung, Verbesserung, Veränderung, Befreiung usw. Oft haben sie viele Jahre einen Leidensdruck gehabt, weshalb mir das Wort Patient passender erscheint als Kunde, den man herkömmlich mit jemandem assoziiert, der zum Shoppen in ein Geschäft geht. Außerdem behandeln wir die Menschen und stehen somit mit ihnen in einem Arzt-Patienten-Verhältnis. Unsere Patienten sind aber meist kundig, denn sie haben im Vorfeld Recherchen angestellt und sind informiert. Sie haben unsere Website besucht, haben sich Filme im Internet angesehen und kennen sich oft ganz gut aus.

Vor diesem Hintergrund kommt dem Erstgespräch sicher eine besondere Bedeutung zu.

Dabei geht es darum, die Wünsche, Hoffnungen, Erwartungen der Patienten möglichst genau zu erkunden. Es gibt keinen Platz für Missverständnisse. Was meint jemand, wenn er den Wunsch äußert, eine kleinere Nase haben zu wollen? Wie kann man sich eine größere Brust vorstellen? Kleiner und größer sind Richtungen, aber noch keine konkreten Werte. Durch gezielte Fragen versuche ich, das störende Problem vom Blickwinkel der Patienten aus zu sehen. Der Einsatz dreidimensionaler Aufnahmeverfahren ermöglicht, beim Gesicht oder der Brust Bildsimulationen vorzunehmen. Die Patienten können die geplante Veränderung von allen Seiten betrachten und erkennen, ob diese auch harmonisch ins gesamte Erscheinungsbild passt.

Gleichzeitig muss analysiert werden, ob sich der Wunsch auch realisieren lässt, ob die körperlichen Gegebenheiten eine solche Veränderung überhaupt zulassen. Die Patientenwünsche müssen dem Reality-Check entsprechen, das heißt, können sie chirurgisch umgesetzt werden, und falls ja, sind sie sinnvoll? So manches wäre vielleicht noch möglich oder machbar, doch würde das Ergebnis ästhetisch nicht gut werden.

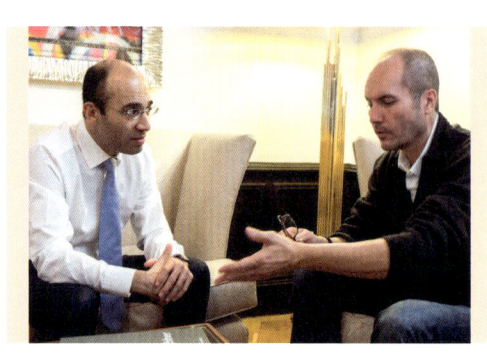

Aufgabe eines seriösen Chirurgen ist es, die Patientenwünsche auf ihre Realisierbarkeit und Sinnhaftigkeit zu überprüfen.

Wenn der Patientenwunsch klar simuliert und dargestellt werden konnte, entspricht das Ergebnis für uns einem Operationsplan. Es gibt Kollegen, die eine solche Vorgehensweise nicht wollen, weil sie ihnen zu verbindlich scheint, denn es kann bei der Operation immer wieder zu unvorhergesehenen Situationen kommen, die einen das angestrebte Ergebnis nicht erreichen lassen. Natürlich kann das passieren, doch ist es unsere Aufgabe, im Vorfeld darauf hinzuweisen, dass es sich bei der Simulation um ein Idealergebnis handelt, das nicht immer ganz exakt so erreicht werden kann. Der menschliche Körper ist komplex aufgebaut und kein Stück Holz, aus dem exakt Serienproduktionen geschnitzt werden können.

Ein Außenstehender kann die Motive für die Unzufriedenheit eines Menschen mit seinem Körper und seinem Aussehen wohl nicht immer nachvollziehen.

Immer wieder kommt es vor, dass Menschen z. B. eine Hautfalte stört, die ein anderer gar nicht wahrnehmen würde. Doch mit jedem Blick in den Spiegel wird die Falte für den Patienten störender. Es kann auch sein, dass durch die Falte negative Assoziationen geweckt werden: „Ich schaue immer mehr wie meine Mutter aus." Oder: „Mein Vater hatte auch so eine strenge Stirnfalte." Wenn das ästhetische Problem, auch wenn es gering ist, für mich erkennbar ist und seine Behandlung keine unverhältnismäßig invasiven Methoden erfordert, dann führe ich die Behandlung durch. Man sollte darauf achten, nicht mit den sprichwörtlichen Kanonen auf Spatzen zu schießen. In solchen Momenten befinden wir uns an einer Schwelle, bei der Psychotherapie oder Coaching eventuell sinnvoll wären, doch würde ich bei offensichtlich psychisch stabilen Menschen solches vorschlagen, würde ich auf Widerstand oder gar Empörung stoßen. Meine Kompetenz liegt letztendlich in der Plastischen Chirurgie und nicht in der Psychologie.

Welche Rolle spielt der Preis?

Die Preisunterschiede bei ästhetischen Operationen sind oft sehr groß und für Patienten erst dann nachvollziehbar, wenn man vor der Operation genau erklärt, wie sich die Kosten zusammensetzen.

Zunächst kommt es auf die verwendeten Materialien an. Diese müssen „State of the Art" sein, dem aktuellen Stand der Wissenschaft entsprechen, durch Studien belegt und klinisch getestet sein. Als Arzt muss ich der Reputation der Medizinproduktehersteller vertrauen können. Meine Patienten vertrauen mir und erwarten sich bestmöglichstes und vor allem sicheres Material.

Das Umfeld einer Operation ist ebenfalls für den Preis entscheidend. Ich operiere nur in Kliniken, die mit höchstem medizinischen Standard ausgestattet sind, dazu gehört der Operationsraum ebenso wie der Aufwachraum.

Dann lege ich auf ein professionelles Team hohen Wert. Dazu gehören kompetente Anästhesisten, denen ich voll vertraue, engagierte Assistenzärzte und ein erstklassiges Pflegepersonal. Nur ein eingespieltes Team ermöglicht eine komplikationsfreie Operation.

Zuletzt ist auch die gewählte Operationsmethode von Bedeutung. Es sollte die für das Problem des Patienten bestgeeignete Methode gewählt werden, auch wenn diese mit einem höheren technischen und zeitlichen Aufwand verbunden ist. Gute Plastische Chirurgen haben nicht „die eine" Methode, sondern ein reichhaltiges Repertoire, sodass sie sich den individuellen Bedürfnissen ihrer Patienten anpassen können. Außerdem müssen ihre Techniken dem letzten Wissensstand entsprechen.

Die postoperative Betreuung darf auch nicht vernachlässigt werden, erlebt doch der Patient die sogenannte „kognitive Dissonanz", das heißt, er stellt sich im Nachhinein die Frage, ob die Entscheidung für eine Operation die richtige gewesen ist.

Bereits vor der Operation kann man mentalen und emotionalen Zweifeln wirkungsvoll entgegenwirken, die in der Phase nach der Operation auftreten können. Dazu gehört eine umfassende Information darüber, wie man nach der Operation aussieht, mit welchen Unannehmlichkeiten man zu rechnen hat, welche vorläufigen Beeinträchtigungen und Einschränkungen auftreten können, wie lange die Rekonvaleszenz dauert, wie groß die gesellschaftliche Ausfallzeit ist, das heißt, wie lange es dauert, bis man nicht mehr merkt, dass man operiert wurde. Es gibt Menschen, die wagen sofort den Schritt in die Öffentlichkeit, andere ziehen sich zurück, bis die Spuren der Operation völlig verschwunden sind.

Nach der Operation ist die postoperative Betreuung sehr wichtig. Dazu gehören zum einen die notwendigen medizinischen Kontrolluntersuchungen und zum anderen der psychologische Beistand. Oft genügt es, wenn man zuhört und Verständnis zeigt. Die Phasen des Heilungsprozesses gehören vorangekündigt. Wenn sie dann eintreten, fühlen sich die Patienten in ihrem Vertrauen bestätigt.

Ein Hauptanliegen nach einer Operation sind sicherlich die Narben, die man nicht sehen soll und die auch rasch und komplikationsfrei verheilen sollen. Gibt es da unterstützende Möglichkeiten?

Je nach operierter Körperregion und individueller Narbenbildung gibt es zusätzlich zu einer einwandfreien Operationstechnik unterschiedliche Nachbehandlungsmaßnahmen, um die Narbenbildung positiv zu beeinflussen. Narbensalben und -gels wenden wir häufig an. Gelegentlich sind Silikonverbände und Kompressionskleidung erforderlich. Damit werden rote und erhabene Narben blass und flachen ab. Selten sind Kortison-Injektionen in die Narbe oder eine Laserbehandlung indiziert.

Kommt es am Ende zu einem Vorher/Nachher-Vergleich?

Nach Abschluss des Heilungsprozesses, wenn das Endergebnis erreicht worden ist, werden im Rahmen eines Kontrolltermins Fotos gemacht und mit jenen vor der Operation verglichen. Meist ist das ein Moment der Freude für Patienten und Chirurgen gleichermaßen, vor allem deshalb, weil sich die Patienten inzwischen an das natürlich wirkende neue Ergebnis gewöhnt und oft bereits vergessen haben, wie ästhetisch ungünstig die Ausgangssituation gewesen ist.

Checkliste für ein professionelles Beratungsgespräch.

○ Hat sich der behandelnde Arzt beim Erstgespräch ausreichend Zeit genommen?

○ Konnte ich meine Wünsche und Vorstellungen genau artikulieren?

○ Wurden mögliche Behandlungsalternativen erklärt?

○ Hat der behandelnde Arzt meine Wünsche auch verstanden und dokumentiert?

○ Konnte ich die Motive für meine OP-Entscheidung ausreichend, vollständig und nachvollziehbar darlegen?

○ Wurde ich über Möglichkeiten, Grenzen und Risiken der Operation aufgeklärt?

○ Wurde ich über die Rekonvaleszenz, die Art und die Dauer des Heilungsprozesses informiert?

○ Weiß ich, wo ich operiert werde und welchen Qualitätsstandard der OP-Raum hat?

○ Wurde ich darüber informiert, ob der beratende Arzt die Operation auch selbst durchführen wird?

○ Wurde ich informiert, welche Anästhesieform geplant ist und ob ein Facharzt für Anästhesie anwesend sein wird?

○ Wurde mir gesagt – falls das für meinen Eingriff relevant ist –, welche Materialien verwendet werden, ob es wissenschaftliche Studien und klinische Tests dazu gibt?

○ Wurde ich darüber informiert, wie die Zeit nach der Operation aussieht, wie ich mich fühlen und wie ich aussehen werde (Hämatome, Schmerzen, Narben etc.)?

○ Weiß ich, wie lange die gesellschaftliche Ausfallzeit dauern wird?

○ Wurde ein detaillierter und kompletter Kostenvoranschlag erstellt?

○ Wurde mir gesagt, in welcher Weise und in welchem Umfang die Nachbetreuung erfolgt?

„Ob man bereit ist, Geld für ästhetische Operationen auszugeben oder gar Schulden auf sich zu nehmen, ist eine persönliche Entscheidung."

Kostentransparenz als Qualitätsfaktor.

Die Preise für ästhetische Operationen können sehr unterschiedlich sein, was für Patienten mitunter verwirrend ist. Wichtig ist, dass nicht nur Preise, sondern vor allem die Leistungen verglichen werden. Was wird alles gemacht, und, vor allem, was wird nicht gemacht? Scheinbar billige Angebote können sich nach dem Vergleich aller Leistungen als teurer entpuppen.

NAGY: Patienten wünschen sich, dass eine Operationsart immer dasselbe kostet. Können Sie am Beispiel einer Nasenoperation erklären, warum der Preis einer Nase nicht mit dem Preis einer anderen Nase verglichen werden kann?

KUZBARI: Wenn ein Chirurg für alle Nasen eine Standardoperation machen würde, könnte er auch einen Standardpreis anbieten und hätte daher eine verbindliche Preisliste. Aus meiner Sicht ist eine ästhetische Operation aber nicht mit dem Kauf von einem Liter Milch zu vergleichen. Die Nasenformen der Menschen sind unterschiedlich und die Wünsche der Patienten ebenso. Eine auf die individuellen Bedürfnisse abgestimmte Operation kann dementsprechend mehr oder weniger aufwendig sein und daher auch unterschiedlich lang dauern.

Die für die Operation benötigte Zeit ist maßgeblich für den Preis verantwortlich. Daraus errechnen sich die Honorare des Chirurgen, des Assistenten, des Anästhesisten sowie die Kosten des Operationssaales. Wer weniger Zeit einplant, kann die Operation kostengünstiger anbieten. Dass das für die Erreichung des bestmöglichen Operationsergebnisses nicht förderlich ist, muss wohl nicht näher erläutert werden.

Patienten wollen und brauchen aber Orientierung und Kostentransparenz. Können Sie dazu einen Überblick geben?

Für die Entscheidung, ob, wo und bei wem sich ein Patient einem ästhetischen Eingriff unterzieht, sind die damit verbundenen Kosten oft ein wesentliches Kriterium. Diese sollten dem Patienten daher auch beim ersten Beratungsgespräch erklärt werden. Im Kuzbari Zentrum erhalten sie einen detaillierten Kostenvoranschlag.

⎡K⎦ kuzbari
ZENTRUM FÜR ÄSTHETISCHE MEDIZIN

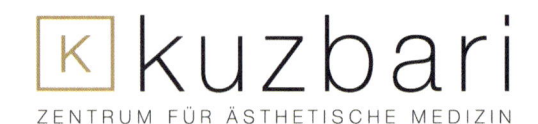

Patient:
Datum: 12.05.2017

KOSTENÜBERSICHT

RH Brustvergrößerung (PU)

ANZAHL	LEISTUNG	PREIS
Ärztliche Leistungen		
1	Facharzt für Plastische Chirurgie	2.500,00 €
1	Facharzt für Anästhesie	700,00 €
1	Assistenzarzt	300,00 €
Infrastrukturkosten		
1	OP Gebühr und Spitalsaufenthalt (1 Nacht)	1.870,00 €
1	Implantate (PU)	1.200,00 €
2	Kompressions-BH	56,40 €
	SUMME sonstige ärztliche Leistungen	3.500,00 €
	SUMME Infrastruktur	3.182,80 €
SUMME:		**6.682,80 €**

Wir weisen darauf hin, dass bei eventuellen Folgebehandlungen in der Zukunft Zusatzkosten auftreten können.

Kostentransparenz als Qualitätsfaktor.

Wichtig ist, dass der Kostenvoranschlag alle zu erwartenden Kosten inkludiert. Sind z. B. die Kompressionsbekleidung nach einer Fettabsaugung oder die Stützbüstenhalter nach einer Brustoperation im Preis inbegriffen? Sind die Kontrolluntersuchungen nach der Operation enthalten?

Gibt es neben der Anzahl an angebotenen Leistungen auch wesentliche Unterschiede in der Qualität der Behandlung?

Ja, auf jeden Fall. Das beginnt mit dem Operationssaal. Wird die Operation in einem für den jeweiligen Eingriff zugelassenen Operationssaal durchgeführt, oder werden Kompromisse bei den Hygiene-Standards gemacht? Ist eine ausgebildete Operationsschwester anwesend? Führt bei Eingriffen in Dämmerschlaf ein Facharzt für Anästhesie die Sedierung durch, oder wird diese vom Chirurgen so nebenbei gemacht? Werden hochwertige Materialien und Implantate verwendet? Nach dem Skandal mit den minderwertigen PIP-Brustimplantaten ist die Wichtigkeit dieses Punktes vielen Menschen bewusst geworden. Schließlich sind die Aufwachphase und der stationäre Aufenthalt wichtig. Wacht man nach der Operation in einem normalen Ordinationsraum auf, oder wird man in einem dafür zugelassenen Aufwachraum professionell überwacht?

Zur Qualität einer ästhetischen Operation gehören auch die Rahmenbedingungen, unter denen die Behandlung erfolgt.

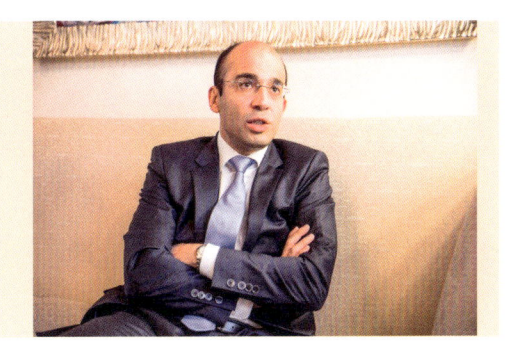

Im Falle einer stationären Aufnahme gibt es ebenfalls große Qualitätsunterschiede: Liegt man in einem Krankenzimmer, und wird man von einem ausgebildeten Team aus Krankenpflegern und Ärzten betreut, oder verbringt man die Nacht in nicht zertifizierten Räumen?

All diese Punkte zusammen sind für die Patientensicherheit wichtig. Hier dürfen keine Kompromisse gemacht werden, um Kosten zu senken. Das wäre Sparen am falschen Ort.

Ästhetische Operationen sind für viele Menschen größere Investitionen, die gut überlegt sein sollten. Gibt es dafür auch Finanzierungsmodelle?

Ästhetische Operationen sind nicht lebensnotwendig. Ob man bereit ist, dafür Geld auszugeben oder gar Schulden auf sich zu nehmen, ist eine persönliche Entscheidung. Der allgemeine Kauftrend für solche Dienstleistungen geht in Richtung Ratenzahlungen. Einige unserer Patienten entscheiden sich für eine Kreditfinanzierung, die ihren persönlichen Möglichkeiten entspricht. Bei der Beantragung eines Bankkredits helfen wir unseren Patienten, denen diese Investition das Geld wert ist, weil sie oft einen langen Leidensweg hinter sich haben und sich die ästhetische Korrektur unbedingt wünschen.

Sie haben ästhetische Operationen schon mal mit der Psychoanalyse verglichen. Diese kostet auch Geld – viel Geld sogar. Wenn jemand zweimal pro Woche eine Sitzung hat und die Analyse nur drei Jahre dauert, so sind das knapp 300 Sitzungen. Wenn eine Sitzung im günstigen Fall nur 70 Euro kostet, so kommt man auf 21.000 Euro.

Die Indikationen für eine Psychotherapie und für eine ästhetische Operation sind natürlich sehr unterschiedlich. Wenn man aber z. B. aufgrund einer asymmetrischen Brust Minderwertigkeitsgefühle hat, so kann man durch die Therapie an der Einstellung arbeiten, die Brust wird dadurch aber nicht symmetrisch. In solchen Fällen ergibt es doch Sinn, darüber nachzudenken, das Problem an der Wurzel zu packen und sich die Brust professionell korrigieren zu lassen. Unterm Strich kann das auch die kostengünstigere Methode sein.

Kostentransparenz als Qualitätsfaktor.

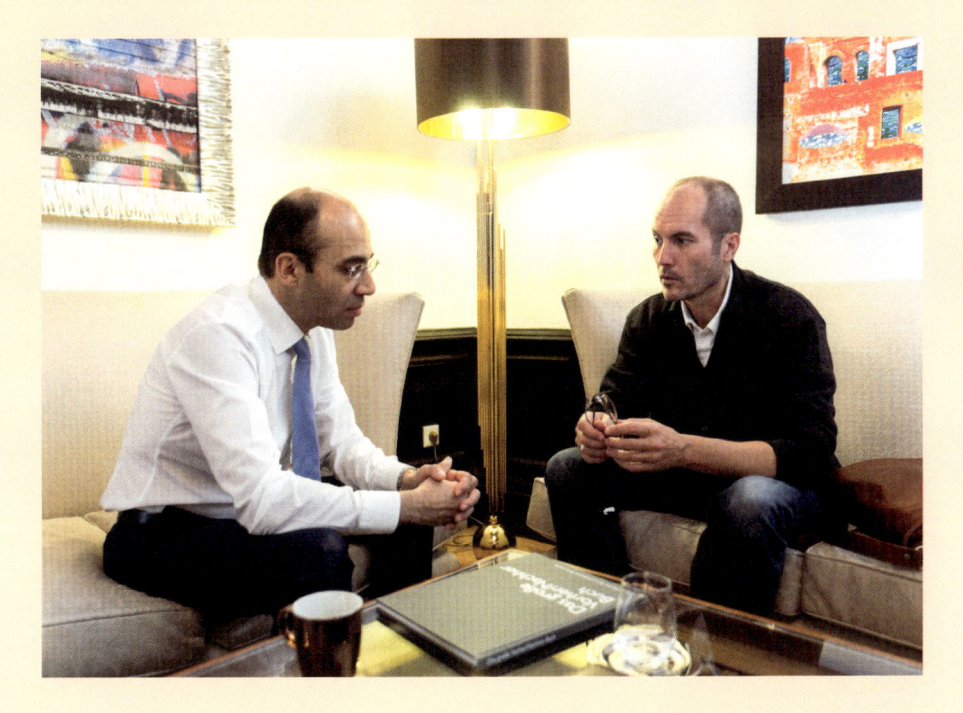

Eine auffällige Nase verschwindet nicht durch Psychotherapie, und psychische Leiden können nicht wegoperiert werden.

„Ästhetische Operationen lassen sich nicht ohne weiteres umkehren. Anders als beim Friseur wächst weggeschnittenes Gewebe nicht mehr nach."

Sorgsamer Umgang mit Typveränderungen.

In der Biologie hat die Metamorphose eine große Bedeutung, wenn sich die Larve in ein erwachsenes Tier verwandelt, z. B. bei Fröschen oder Schmetterlingen. Der Kokon geht auf, und ein strahlend schöner Falter entpuppt sich. Diese Metapher erfüllt auch manche Menschen, die sich danach sehnen, endlich einmal den Kokon zu öffnen und der zu sein, der sie sind oder sein könnten. Eine chirurgische Typveränderung ist weder eine modische „Abwechslung" noch eine Bagatelle. Es gibt Menschen, die den Wunsch nach einer grundlegenderen Typveränderung in sich tragen.

NAGY: Wie gehen Sie als Plastischer Chirurg mit dem Wunsch nach einer Typveränderung von Patienten um?

KUZBARI: Nur bei einem Teil unserer Operationen wird eine Typveränderung angestrebt. In der Rekonstruierenden Chirurgie versuchen wir bei Entstellungen nach Krankheiten oder Unfällen das ursprüngliche Aussehen wiederherzustellen. Ebenso wird in der verjüngenden Ästhetischen Chirurgie versucht, das frühere jüngere Aussehen zu rekonstruieren. Dabei sollen die Patienten wohl jünger, aber nicht anders aussehen.

Es gibt aber auch Operationen, bei denen ein anderes Aussehen operativ erreicht werden soll. Bei jungen Menschen stellen die meisten ästhetischen Operationen eine Typveränderung dar, egal ob es sich um eine Nasenkorrektur, um das Anlegen von Ohren oder um eine Brustoperation handelt. Das äußere Erscheinungsbild wird unweigerlich anders.

Kommt es vor, dass Menschen nach einer solchen Operation erschrecken? Nicht, weil die Operation misslungen ist, sondern weil ihnen ein anderes Gesicht aus dem Spiegel entgegenblickt?

Bei einer gelungenen Operation erschrecken die Patienten nicht, im Gegenteil, sie sind glücklich, wenn sie das Ergebnis sehen. Die Typveränderung war schließlich von ihnen gewollt und wurde vor dem Eingriff auch genau mit ihnen abgesprochen. Das Gesicht oder die Körperkonturen schauen ja besser aus als vor der Operation. Wenn das Ergebnis harmonisch und natürlich aussieht, vergessen die Patienten nach kurzer Zeit, wie ihre Nase oder ihre Brust vor der Operation ausgesehen haben.

Es kommt auch immer wieder vor, dass Freunde und Angehörige, welche die Patienten nicht regelmäßig sehen, eine typverändernde Operation im Gesicht gar nicht wahrnehmen und bemerken, weil die Veränderung mit dem Gesamtbild stimmig ist.

Gerade weil operative Eingriffe im Vergleich zu einer Botox-Behandlung nicht vorübergehend, sondern dauerhaft sind, ist es wichtig, dass sich die Patienten der Konsequenzen bewusst sind. Ich stelle mir vor, auch die Motive sollten nachvollziehbar sein, um spätere Reue zu verhindern.

In den meisten Fällen sind die Motive klar und eindeutig nachvollziehbar. Bei einer offensichtlich unattraktiven Nase brauche ich die Motive nicht lange zu hinterfragen. Ist die Sachlage eindeutig und klar, dauert dieser Teil des Erstgesprächs nicht sehr lange.

Anders ist die Situation, wenn ich den Makel nicht deutlich erkennen und die Beweggründe nicht nachvollziehen kann. In diesen Fällen lehne ich die Operation ab, weil ich nicht sicher bin, ob ich die Patienten damit zufriedenstellen kann. Ästhetische Operationen lassen sich nicht ohne weiteres umkehren. Anders als beim Friseur wächst weggeschnittenes Gewebe nicht mehr nach.

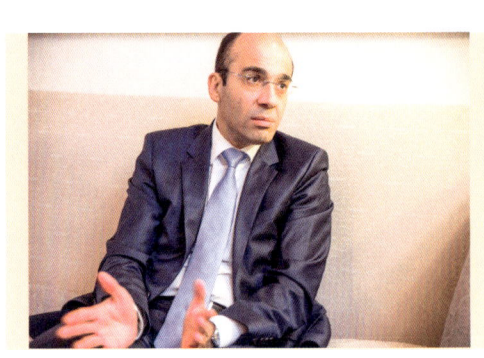

> Jeder Operationswunsch hat einen physischen und einen psychischen Betrachtungswinkel.

Wie gehen Sie damit um, wenn jemand mit dem Foto eines Filmidols kommt und genauso aussehen will?

Handelt es sich bei dem Foto um eine Erklärungshilfe, die illustrieren soll, in welche Richtung die gewünschte Veränderung erfolgen soll, dann ist das eine Erleichterung beim Verstehen der Patientenwünsche.

Nur selten kommt es vor, dass ein Patient eine vollständige Veränderung des Aussehens wünscht, um einer Fotovorgabe zu entsprechen. In diesen Fällen sind die Beweggründe für eine solche Operation zu hinterfragen. Die Erwartungshaltung ist da sehr oft unrealistisch. Wir können derzeit in der Medizin noch nicht klonen. Außerdem ist es fraglich, ob wir das auch wollen.

Was halten Sie von Phantasietypen, von Barbies, von Schlangenmenschen, Drachen und anderen Freaks, die dem Skalpell von Chirurgen entspringen?

Es finden sich immer wieder Ärzte, die bereit sind, den menschlichen Körper zu mutilieren. Vielleicht geht es um Geld, vielleicht auch um Allmachtdenken. Ich kann nur sagen, zu uns kommen solche Patienten nicht.

Udo Proksch wurde beschuldigt, 1977 den Frachter „Lucona" im Indischen Ozean versenkt zu haben, um eine Versicherungssumme von 212 Millionen Schilling zu ergaunern. Dabei starben sechs Besatzungsmitglieder. Anfang 1988 floh Proksch nach Asien, wo er sich in Manila einer nur mäßig gut geglückten Schönheitsoperation unterzog, ehe er im Oktober 1989 am Flughafen Wien-Schwechat verhaftet und in der Folge zu einer lebenslangen Haft verurteilt wurde.[36] Wie sieht es aus, wenn sich Menschen einer Operation unterziehen wollen, um der Justiz zu entkommen?

Wenn man weiß, dass es sich um einen gesuchten Verbrecher handelt, dann ist eine solche Behandlung unethisch und auch verboten. Allerdings ist auch noch kein Pate oder ein anderer Krimineller mit einem solchen Wunsch in unser Zentrum gekommen.

So wie Coaches und Therapeuten angeblich diejenigen Klienten bekommen, die sie verdienen, bekommen vielleicht auch Plastische Chirurgen diejenigen Patienten, die zu ihnen passen.

Vielleicht ist das so.

„Bei Operationen sollte man nicht bei der Qualität sparen, und Qualität hat ihren Preis."

Ästhetische Operationen sind kein Sommerschlussverkauf.

So wie es den Zahntourismus gibt, gibt es auch den Schönheitstourismus ins benachbarte Ausland. Die Preisunterschiede sind groß, den Patienten fällt es oft schwer, diese zu verstehen. Vermeintlich gleiche Eingriffe können in Österreich dreimal mehr kosten. Die Preisunterschiede können nicht allein durch das unterschiedliche Einkommensniveau im Ausland erklärt werden. Was macht den Unterschied aus? Der Preis ist eine konkrete Sache, doch die medizinische Qualität dahinter ist schwerer vergleichbar.

Ins Kuzbari Zentrum für Ästhetische Medizin kommen oft Patienten nach missglückten Operationen im Ausland. Wenn der Schaden erst einmal angerichtet ist, spielt Geld plötzlich eine untergeordnete Rolle. Für die Feuerwehr im Notfall ist man bereit, fast jeden Preis zu bezahlen, vor der missglückten Erstoperation haben sich viele jedoch auf Schnäppchenjagd begeben. Dabei liegt es auf der Hand, dass Ersparnisse bei einer Operation auf Kosten der Sicherheit und der Gesundheit der Patienten gehen können.

NAGY: Es gibt Autofahrer, die stellen ihren Wagen zum Service in eine Fachwerkstatt und bestehen auf Original-Ersatzteilen. Dann gibt es jene, die nach Plagiatsware greifen und sich z. B. den Auspuff „privat" montieren lassen. Manche haben Glück damit und sparen Geld, andere sind unzufrieden und müssen den Pfusch nachbessern lassen. Ist die Denkweise bei Patienten in der Schönheitsmedizin ähnlich?

KUZBARI: Im Ausland wie im Inland gibt es seriös und weniger seriös arbeitende Ärzte. Die behördlichen Auflagen für medizinische Leistungen gehören in Österreich allerdings zu den strengsten der Welt. Diese gesetzliche Regelung gibt den Patienten einen gewissen Schutz.

Gegen eine Operation im Ausland ist wenig einzuwenden, wenn diese von einem guten Chirurgen und mit den gleichen Standards wie in Österreich durchgeführt wird. Das ist aber oft nicht der Fall. Außerdem muss die Frage der medizinischen Nachsorge nach einer Operation im Ausland im Vorhinein geklärt sein. Kontrolluntersuchungen sind nach den meisten ästhetischen Operationen über Wochen und Monate erforderlich und sollten am besten vom Chirurgen und seinem Team durchgeführt werden. Die Patienten sollten den zeitlichen und finanziellen Aufwand für weitere Reisen ins Ausland einkalkulieren.

Das Problem ist, dass es Patienten gibt, die sich ausschließlich am Preis orientieren. Die Frage ist nicht: „Wo bekomme ich eine größere Brust um das kleinste Geld?", sondern: „Wo kriege ich eine größere Brust, die gut aussieht und mir lange Freude bereitet, mit dem geringsten medizinischen Risiko und einem für die gebotenen Leistungen angemessenen Preis?"

Menschen sind keine Autos, und Implantate sind keine Autoersatzteile. Der menschliche Körper ist ein wertvolles Gut, und Eingriffe in ihn haben etwas Endgültiges an sich. Der Preis einer Operation ist ein Entscheidungskriterium, aber es gibt andere wichtige Kriterien. Bei Operationen sollte man nicht bei der Qualität sparen, und Qualität hat ihren Preis.

Wie kalkulieren Sie eine Schönheitsoperation? Woraus setzt sich der Preis zusammen?

Grundlage jeder Preiskalkulation sind die für die Operation benötigte Zeit und die dafür notwendigen Materialien. Gleich vorweg angemerkt, das sind zwei Faktoren, bei denen nicht gespart werden darf. Die Dauer der Operation hängt von der Art und der Komplexität des Eingriffs ab. Eine Bruststraffung und -vergrößerung ist zeitaufwendiger als eine reine Brustvergrößerung. Eine mehrfach voroperierte Nase zu korrigieren ist zeitaufwendiger als eine kleine Verschmälerung der Nasenspitze bei einer nicht voroperierten Nase.

Es ist wichtig, dass der Chirurg ausreichend Zeit für die Operation einplant, um ohne Kompromisse das technisch bestmögliche ästhetische Ergebnis zu erreichen. Er darf sich nicht unter Zeitdruck setzen, indem er eine große Anzahl von Operationen unmittelbar hintereinander plant. So wie in der industriellen Massenproduktion mehr Ausschussware entsteht, entstehen in der „Massenchirurgie" mehr nicht zufriedenstellende Ergebnisse. Zeitliche Abkürzungen bei ästhetischen Operationen sind daher nicht im Sinne der Patienten. Kein Chirurg ist vor Komplikationen gefeit, dennoch sollte man diese nicht im Vorhinein tolerieren.

Die für die Operation anberaumte Zeit ist ausschlaggebend für die Kosten des Eingriffs. Sie ist die Grundlage für die Berechnung der Arbeitszeit des Chirurgen, des Assistenten, des Anästhesisten, des restlichen Operationsteams und der Operationssaalmiete. Zudem kommen die Kosten für eine etwaige Übernachtung in der Klinik

Ästhetische Operationen sind kein Sommerschlussverkauf.

und die Materialkosten. Letztere hängen wiederum von der Art des Eingriffs und dem Operationsplan ab. Wird eine Kompressionskleidung benötigt? Werden Brustimplantate verwendet? Welche Implantate werden verwendet? Hier darf bei der Qualität keinesfalls gespart werden.

Im Kuzbari Zentrum wird großer Wert darauf gelegt, dem Patienten gleich nach der ersten Beratung einen kompletten und detaillierten Kostenvoranschlag zu geben. Die Berechnung der exakten Kosten wird mit Hilfe eines ausgeklügelten Software-Programms vorgenommen.

Preislisten sind nur eine Orientierungshilfe, weil jede Operationssituation letztlich vom Aufwand her unvergleichbar ist.

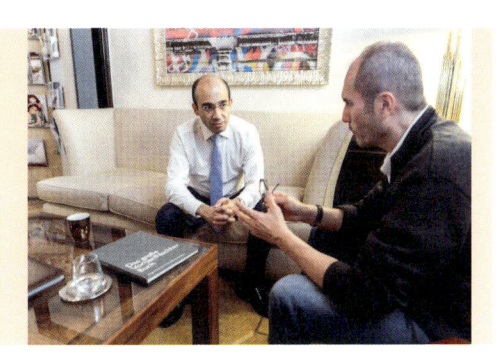

Verstehe ich es richtig, dass es kaum möglich ist, im Allgemeinen die Kosten für eine Nasenoperation oder für eine Fettabsaugung laut Preisliste zu nennen?

Aus den erwähnten Gründen ist es nicht möglich, einen fixen Preis für eine bestimmte ästhetische Operation zu nennen, ohne den Patienten vorher untersucht und dessen Problem individuell analysiert zu haben. Man kann bestenfalls einen Kostenrahmen „von … bis" angeben.

Kompetenz, Erfahrung, kommunikative Fähigkeiten, aktuellster medizinischer Wissensstand, all das zeichnet die Qualität des Chirurgen aus. Darüber hinaus gibt es allerdings auch zahlreiche Rahmenbedingungen, die sich im Preis niederschlagen.

Zunächst ist es das Team. Es macht einen großen Unterschied, ob der Chirurg gleichzeitig in die Rolle des Anästhesisten und die Assistenz in die Rolle der OP-Schwester schlüpft. Auf diese Weise spart man sicherlich Personalkosten, aber bestimmt nicht im Sinne des Patienten. Um das zu verhindern, braucht es ein hochkarätiges und eingespieltes Operationsteam.

Dann kommt es darauf an, wo operiert wird. Wird der Eingriff in einer technisch auf dem letzten Stand befindlichen und vor allem auch offiziell zugelassenen Klinik vorgenommen oder in einem notdürftig ausgestatteten Raum einer Arztpraxis? Gibt es einen Aufwachraum, oder wird man nach der OP ins Kabinett geschoben? Erfolgt die Instrumentensterilisation entsprechend einem geprüften validen Verfahren? Bei all diesen Punkten gibt es große qualitative und finanzielle Unterschiede.

Nicht zu vergessen die verwendeten Materialien, wie die Implantate oder die unterspritzten Materialien bei minimal-invasiven Behandlungen. Diese müssen von namhaften Herstellern stammen und im Rahmen von wissenschaftlichen Studien getestet worden sein. Es ist nicht so lange her, im Jahr 2013, um genau zu sein, als die französische Regierung 30.000 Frauen empfohlen hat, sich ihre billigen und minderwertigen Silikonimplantate entfernen zu lassen. Undichte Brustimplantate haben Entzündungen ausgelöst, Frauen hatten Angst vor der „Zeitbombe" in ihrem Körper.

Was passiert, wenn Sie sich dennoch verrechnen sollten, wenn der Aufwand größer ist, weil der Eingriff komplexer als erwartet war oder weil Sie während der Operation einen zusätzlichen Parameter entdeckt haben, den Sie korrigieren?

Im Kuzbari Zentrum verstehen wir uns als Plastische Chirurgen, die ihr Allerbestes geben wollen, das heißt, wir hören nicht auf, wenn der Taxameter abläuft. Uns sind zufriedene Patienten das Allerwichtigste, deshalb setzen wir oft auch mehr Aufwand ein, ohne diesen zu berechnen. Unsere Kalkulation bleibt dennoch verbindlich, jedes Extra ist ein Bonus für den Patienten.

Wir sind nicht teuer oder billig, unsere Preise entsprechen unseren angebotenen Leistungen. Wir können das letztendlich aber schwer selbst über uns sagen, nur die Patienten können sagen, ob das Preis-Leistungs-Verhältnis bei uns stimmt.

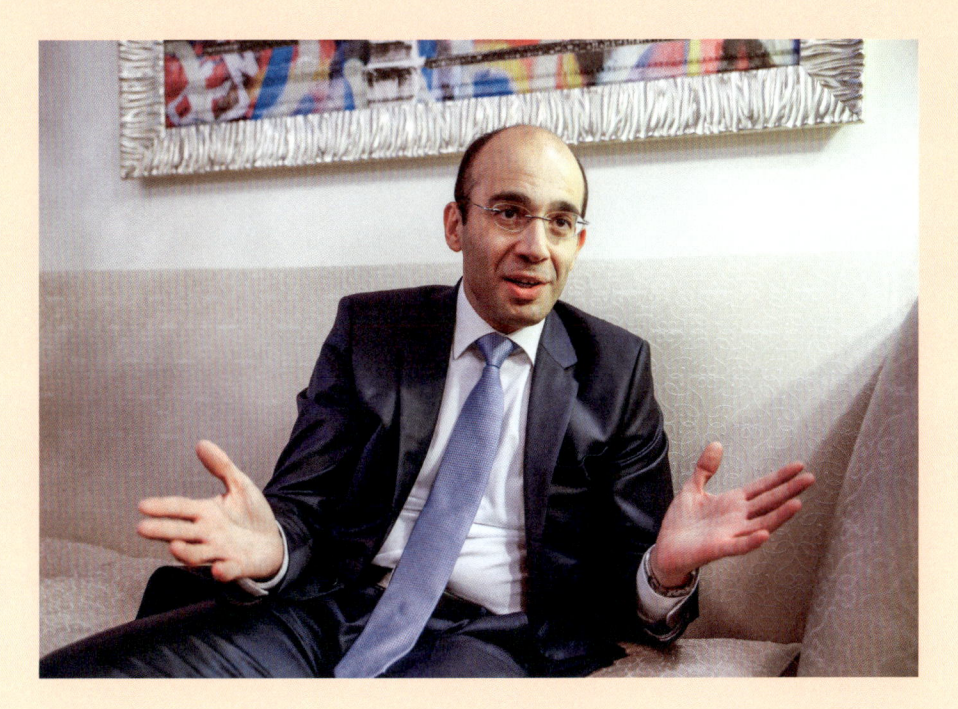

Ästhetische Operationen sind kein Sommerschlussverkauf.

„Patienten fehlt oft das Wissen, um unterschiedliche Angebote objektiv zu vergleichen. Der billigste Anbieter ist nur selten der beste."

„Ein Chirurg, der sich nicht weiterbildet, operiert nicht, sondern verletzt den Körper."

Nicht jeder, der operieren darf, ist auch ein Plastischer Chirurg.

Ästhetische Operationen werden von verschiedenen Fachärzten durchgeführt, sofern sie über entsprechende Kenntnisse, Fertigkeiten und Erfahrungen verfügen: Plastische Chirurgen, HNO-Ärzte, Mund-, Kiefer- und Gesichtschirurgen, Dermatologen, Augenärzte, Allgemeinmediziner usw. Das kann für Patienten, die auf der Suche nach einem kompetenten Arzt für die Korrektur ihres ästhetischen Problems sind, verwirrend sein.

Plastische Chirurgen werden in Österreich sechs Jahre lang ausgebildet. Dabei lernen die Ärzte, geschädigte und verunstaltete Körperteile wiederherzustellen, zu formen und zu ersetzen. Deshalb passt die Bezeichnung „plastisch". Die ästhetische Verbesserung der Körperform ist ein integraler Bestandteil der Fachausbildung. Selbst bei Wiederherstellungsoperationen müssen ästhetische Faktoren berücksichtigt werden. Wiederherstellungschirurgie und Ästhetische Chirurgie sind nicht zu trennende Bestandteile des Faches „Plastische Chirurgie".

NAGY: Was halten Sie davon, dass Ärzte anderer Disziplinen ebenfalls Schönheitsoperationen durchführen?

KUZBARI: Obwohl alle ästhetischen Operationen vom Fach der Plastischen Chirurgie abgedeckt werden, gibt es einzelne Operationen, die von anderen Fachrichtungen ebenso durchgeführt werden. Zum Beispiel gehört die chirurgische Behandlung von Atemfunktionsstörungen der Nase zum Kerngebiet eines HNO-Facharztes, da ist es naheliegend, dass auch ästhetische Eingriffe an der Nase von diesem durchgeführt werden. Ähnliche Überschneidungen gibt es auch bei Brustoperationen, die von Gynäkologen, oder Augenlidoperationen, die von Augenärzten durchgeführt werden.

Grundsätzlich glaube ich, dass jeder Arzt das machen sollte, was er oder sie gut kann. Das Problem ist, dass sich nicht alle daran halten.

Was macht die Qualität aus?

Zunächst ist fachliches Wissen gefragt. Der Chirurg muss möglichst viele Operationsmethoden in seinem Repertoire haben. Nur so kann er die chirurgische Therapie an die Besonderheiten des vorliegenden ästhetischen Problems und an die Wünsche der Patienten anpassen. Das ist auch erforderlich, um unerwartete, während der Operation notwendig werdende Anpassungen des Operationsplans durchführen und um Komplikationen behandeln zu können.

Das Engagement des Chirurgen ist aber auch wichtig. Ein guter Chirurg muss sich seiner Aufgabe voll widmen und vor, während und nach der Operation das Wohl des Patienten an die erste Stelle seiner Aufmerksamkeit setzen. Ich glaube nicht, dass ein Chirurg, der technisch begabt, aber menschlich fragwürdig ist, gut sein kann. Die Aussage, man sollte jeden Patienten so behandeln wie seinen eigenen Verwandten, mag zwar abgedroschen klingen, ist aber trotzdem wahr. Der Mensch besteht nicht aus der Summe seiner Organe. Nur wenn man dem Patienten als Mensch begegnet, ist man ein guter Arzt.

Wer hat Ihr Qualitätsdenken so geschärft?

Mein Großvater sagte mir immer wieder: „Ein Chirurg, der sich nicht weiterbildet, operiert nicht, sondern verletzt den Körper." Eine harte Aussage, an der viel Wahres dran ist. Wer heute noch veraltete Methoden, die er vor 25 Jahren erlernt hat, anwendet, bietet seinen Patienten einfach nicht die bestmögliche Behandlung an. Gerade in der Ästhetischen Chirurgie gab und gibt es viele Entwicklungen und Fortschritte, viele neue Materialien, aber vor allem so viele unterschiedliche Techniken. Nur wer am Puls der Zeit bleibt, kann seinen Patienten Behandlungen anbieten, die „State of the Art" sind.

Sind Ästhetische Operationen wie z.B. Augenlidstraffungen oder Brustvergrößerungen nicht schon Routineeingriffe, die wie am Fließband durchgeführt werden?

Da es, abgesehen von eineiigen Zwillingen, keine genau gleich aussehenden Menschen gibt und die ästhetischen Wünsche der Patienten individuell unterschiedlich sind, kann und soll es keine Routineoperationen geben.

Leider gibt es aber Ärzte, die ästhetische Operationen im Stundentakt anbieten. Es wird wie am Fließband gearbeitet, jedem Patienten wird nur eine vorbestimmte Operationszeit zugestanden. Es wird meist nach dem gleichen „Schnittmuster" vorgegangen. Das ist kein Qualitätskriterium, weil dabei in keiner Weise auf die individuellen Bedürfnisse und Notwendigkeiten der Patienten eingegangen wird.

Nicht jeder, der operieren darf, ist auch ein Plastischer Chirurg.

Man kann nicht eine Technik allen Patienten überstülpen. Nicht der Patient muss sich der Methode anpassen, sondern die Methode dem Patienten. Keinem Chirurgen gelingen immer alle Operationen, das liegt in der Natur der Chirurgie. Trotzdem sollte ein Chirurg alles daransetzen, um bei jedem Patienten das bestmögliche Ergebnis zu erzielen.

Wie kommt man zu einem solchen Repertoire?

Gute ärztliche Lehrer und eine fundierte Ausbildung sind sehr wichtig. Man muss aber auch viel Zeit mit der Weiterbildung verbringen, Kongresse, Kurse, Workshops besuchen und direkte Fallbesprechungen mit internationalen Kollegen führen. Man muss Spaß haben, Neues zu lernen, und man muss wissen, dass man nie auslernt. Auf seinem Fachgebiet sollte man stets die Meisterschaft anstreben.

„Für jede Art von ästhetischer Operation gibt es ein spezielles Operationsrisiko."

Wie wird mit Komplikationen umgegangen?

Jede Operation ist mit einem Risiko verbunden, so auch ästhetische Operationen. Zum einen kann während der Operation etwas passieren, zum anderen kann es nach der Operation, während des Heilungsprozesses, zu unerwünschten Komplikationen kommen. „Wo gehobelt wird, da fallen Späne", könnte man das Sprichwort strapazieren, doch wenn man sich zu einer Operation entschließt, die nicht medizinisch notwendig ist, sondern ästhetische Gründe hat, dann will man auch nicht, dass „Späne" fallen, dass es zu Komplikationen kommt.

NAGY: Auf das Narkoserisiko werden wir noch ausführlicher eingehen. Grundsätzlich kann festgestellt werden, dass dieses sehr gering ist.

KUZBARI: Patienten fürchten sich vor allem vor der Narkose, doch Narkosezwischenfälle sind sehr selten. Es kann allerdings nicht ausgeschlossen werden, dass es dennoch zu Komplikationen kommt. Die Wahrscheinlichkeit, bei einer Operation in Narkose zu sterben, liegt bei 1 zu 250.000.[37] Im Vergleich dazu lag die Wahrscheinlichkeit, bei einem Verkehrsunfall zu sterben, in Österreich im Jahr 2015 bei 5,6 pro 100.000 Einwohner.[38]

Gibt es bei ästhetischen Operationen ein höheres Risiko für Komplikationen?

Nein, in der Plastischen Chirurgie ist das Risiko nicht größer als in anderen chirurgischen Disziplinen.

Wichtig ist die Information der Patienten, damit diese das Risiko abschätzen können und sich dann für oder gegen eine Operation entscheiden.

Von Anfang an muss klargestellt werden, dass die gewünschte ästhetische Korrektur durch eine Operation und nicht durch Magie erzielt wird. Es wird mit einem Skalpell, nicht mit einem Zauberstab gearbeitet.

Das Patientengespräch vor der Operation ist sehr wichtig. Die Planung der Operation, der gesamte Ablauf, das zu erwartende Ergebnis, aber auch mögliche Komplikationen müssen offen dargelegt werden. Dieses sollte ein Aufklärungsgespräch und kein Verkaufsgespräch sein. Als Chirurg kann man nur einen Teil des Heilungsprozesses aktiv beeinflussen. Vor allem das ästhetische Ergebnis kann, trotz aller Bemühungen, gelegentlich vom Gewollten abweichen.

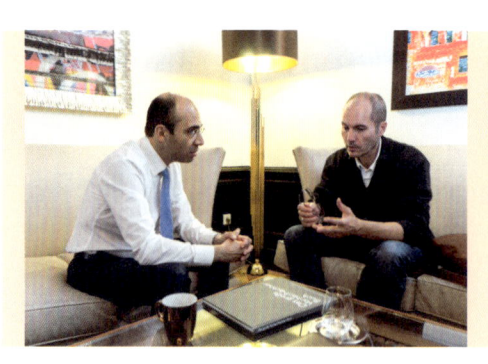

> Je besser Patienten über mögliche Risiken aufgeklärt werden, desto besser gehen sie auch mit eventuellen Komplikationen um.

Welche Komplikationen können auftreten?

Allgemeine Operationsrisiken wie Nachblutung, Infektion oder Wundheilungsstörung können in der Plastischen Chirurgie genauso wie in anderen chirurgischen Fachrichtungen auftreten. In der Ästhetischen Chirurgie sind unauffällige Operationsnarben besonders wichtig, das Ziel der Operation ist ja die Verschönerung des Körpers und nicht die Heilung einer Krankheit. Leider ist die Narbenbildung individuell sehr verschieden, doch bei den meisten Menschen werden die Narben am Ende der Heilungsphase unauffällig. Es gibt aber Menschen, die zur Bildung von erhabenen, roten oder dunklen Narben neigen. Die Ursache dafür ist genetisch bedingt und kann auch mit sorgfältigster Operationstechnik nicht verhindert werden. Im Allgemeinen gilt, je dunkler der Hauttyp ist, desto höher ist das Risiko einer ungünstigen Narbenbildung.

Für jede Art von ästhetischer Operation gibt es ein spezielles Operationsrisiko. Bei einer Brustvergrößerung mit Implantaten ist das z. B. eine Kapselfibrose, das ist eine Verhärtung und Verformung der Brust. Bei der Fettabsaugung kann es zur Bildung von Konturunregelmäßigkeiten kommen, beim Facelifting besteht das Risiko einer Nervenverletzung, und bei einer Unterlidoperation kann sich das Unterlid verziehen. Mit guter chirurgischer Technik kann man die Häufigkeit solcher Komplikationen deutlich senken, gänzlich verhindern lassen sie sich aber nicht.

Wie geht man als Plastischer Chirurg mit Komplikationen um?

Eine Komplikation ist nicht nur für den Patienten, sondern auch für den Chirurgen emotional belastend. Der Chirurg muss sich dem Problem stellen und adäquat handeln. Manche Komplikationen wie z. B. eine Nachblutung erfordern rasches Handeln, während es bei anderen, z. B. bei einem ungünstigen ästhetischen Ergebnis, angebracht sein kann, zu warten, bis das Gewebe abgeschwollen ist.

Wichtig ist in diesem Zusammenhang die ehrliche und offene Information des Patienten. Es sollten die aufgetretenen Probleme und die Behandlungsmöglichkeiten erklärt werden. Bei nicht dringend erforderlichen Korrekturoperationen sollte der Zeitpunkt des Eingriffs so weit wie möglich mit dem Patienten abgestimmt werden, um dessen gesellschaftliche und berufliche Verpflichtungen zu berücksichtigen.

„Das Gefühl des Kontrollverlustes während einer Narkose wird meist als abschreckend empfunden."

Die Angst vor der Narkose ist viel größer als das Risiko.

Werfen wir einen Blick auf die mythologischen Wurzeln: Hypnos ist ein Gott der griechischen Mythologie, der die Fähigkeit besaß, Menschen und Götter gleichermaßen in Tiefschlaf zu versetzen. Seine Mutter Nyx (die Nacht) brachte ihn vaterlos hervor. Von seinem Namen wurde der Begriff „Hypnose" abgeleitet.

Im Buch Genesis wird die Erschaffung der Welt, aller Tiere und des Menschen beschrieben. „Da ließ Gott, der Herr, einen tiefen Schlaf auf den Menschen fallen, sodass er einschlief, nahm eine seiner Rippen und verschloss ihre Stelle mit Fleisch. Gott, der Herr, baute aus der Rippe, die er vom (schlafenden) Menschen genommen hatte, eine Frau und führte sie dem Menschen zu."[39]

Im dritten vorchristlichen Jahrtausend lebte im südlichen Mesopotamien das Volk der Sumerer, die erstmals beschrieben, wie sie die besondere Wirkung des Opiums nutzten. Zwar gibt es deutlich ältere Hinweise auf die Nutzung des Schlafmohns, doch im Zwischenstromland erkannte man dessen medizinische Wirkung. Viele medizinische Eingriffe wurden erst durch die pharmakologischen Weiterentwicklungen möglich bzw. erträglich. Es wurde an der Wirkverstärkung und an der Wirkungszeit von Schlafmitteln gearbeitet, sodass diese besser steuer- und abschätzbar wurden, die Schmerzreduktion mit kalkulierbarem Effekt war das Ziel.

Ende des 19. Jahrhunderts wurde der schmerzlindernde Effekt der südamerikanischen Coca-Pflanze in der Lokalanästhesie publik. Gerade in Wien gab es in den 1920er Jahren eine medizinische Schule, die auch große Bauchoperationen mit Kokain als Lokalanästhetikum durchführte.

1864 entdeckte Adolf von Baeyer die Barbitursäure, 1903 wurde das erste Barbiturat mit schlafanstoßender Wirkung von Emil Fischer synthetisiert. 1960 kam das erste Benzodiazepin unter dem Namen „Librium" auf den Markt, drei Jahre später folgte „Valium", beide hatte Leo Sternbach entwickelt.

NAGY: Welche Bedeutung hat die Anästhesie in der Plastischen Chirurgie?

KUZBARI: Viele plastisch-chirurgische Eingriffe lassen sich in reiner Lokalanästhesie durchführen, doch sind länger dauernde Eingriffe durch eine gleichzeitige Sedierung, damit ist ein Dämmerschlaf gemeint, für die Patienten angenehmer. Bestimmte invasive Verfahren verlangen eine tiefgehende Schmerzausschaltung mit tiefen Schlafzuständen, die eine Beatmung erfordern, das ist der Übergang in die sogenannte Allgemeinanästhesie.

Gerade deshalb ist auf die Sicherheit besonders zu achten.

Seit dem modernen Monitoring, damit ist die Überwachung durch den Anästhesisten gemeint, kann frühzeitig auf Veränderungen reagiert werden. Das nahm gemeinsam mit der pharmakologischen Weiterentwicklung der Allgemeinanästhesie den Stachel. Die landläufig als „Narkose" bezeichnete Betäubung ist die moderne Schwester der eingangs beschriebenen Schlaf- und Schmerzmittel.

Welche Verfahren werden in der Plastischen Chirurgie angewandt?

Ästhetische Operationen können in Lokalanästhesie, in Dämmerschlaf oder in Allgemeinnarkose durchgeführt werden. Welches dieser Verfahren zur Schmerz- und Bewusstseinsausschaltung angewendet wird, hängt von der Größe des geplanten Eingriffs und der emotionalen Belastbarkeit des Patienten ab.

Welche Eingriffe sind in Lokalanästhesie möglich?

Viele ästhetische Eingriffe sind in Lokalanästhesie möglich, es ist die am wenigsten belastende Methode. Der Patient muss nicht nüchtern sein und kann nach dem Eingriff ohne Aufwachphase den Operationsbereich verlassen. Bei einer fachgerecht gesetzten Lokalanästhesie verspürt der Patient während der Operation keinerlei Schmerzen. Wie bei einer herkömmlichen Zahnbehandlung ist er aber bei vollem Bewusstsein und verspürt die Nadelstiche zum Einspritzen des Lokalanästhetikums. Bei ängstlichen oder besonders schmerzempfindlichen Patienten ist diese Methode daher nicht zu empfehlen.

Im Dämmerschlaf erhält der Patient Beruhigungsmittel.

Richtig, beim Dämmerschlaf – auch Sedoanalgesie oder Analgosedierung genannt – werden zusätzlich zum Lokalanästhetikum Beruhigungsmittel, Sedativa, verabreicht. Der Patient schläft während des Eingriffs, atmet aber selbständig und kann auch auf äußere Reize reagieren. Durch einen Dämmerschlaf wird der ästhetische Eingriff für den Patienten angenehmer gestaltet. Eine Sedoanalgesie sollte von einem Facharzt für Anästhesiologie durchgeführt werden, der den Patienten während des Eingriffs ständig überwacht und die Dosis der verabreichten Medikamente nach Bedarf reguliert. Dadurch kann sich der Chirurg ungestört auf die Operation konzentrieren. Darauf zu verzichten wäre Sparen am falschen Platz.

Nach einem Dämmerschlaf muss eine Aufwachphase eingeplant werden, während der der Patient von geschultem medizinischem Personal überwacht wird.

Wann wird eine Allgemeinnarkose verabreicht?

Größere Operationen, vor allem solche, bei denen keine ausreichende Schmerzausschaltung mittels Lokalanästhesie möglich ist, finden in Allgemeinnarkose statt. Bei diesem Verfahren werden das Bewusstsein des Patienten und sein Schmerzempfinden gänzlich ausgeschaltet. Dieses Verfahren ist mit dem größten apparativen Aufwand verbunden und sollte nur in einem dafür zertifizierten Bereich stattfinden.

Bei der Allgemeinnarkose muss die Atemfunktion durch eine künstliche Beatmung ersetzt werden. Die Atemwege müssen mit einem in die Luftröhre gelegten Beatmungsschlauch (Tubus) oder mit einer vor den Kehlkopf gelegten Larynxmaske offengehalten werden. Eine Aufwachphase in einem dafür adäquat ausgestatteten Aufwachraum ist nach einer Allgemeinnarkose verpflichtend.

Wie sicher ist eine Narkose?

Bei vielen Patienten ist die Angst vor der Narkose größer als die Angst vor der Operation selbst. Das Gefühl des Kontrollverlustes wird meist als abschreckend empfunden. Auch wenn es keinen medizinischen Eingriff ohne Risiko gibt, sind die Narkosen in der modernen Medizin sehr sicher geworden. Die Sicherheit und Zuverlässigkeit der anästhesiologischen Methoden war ja eine Grundvoraussetzung für die Entwicklung der Ästhetischen Chirurgie.

„Leider sehe ich in der Praxis immer wieder Patienten, die mehrmals vom selben Chirurgen nachoperiert wurden und deren Zustand sich mit jeder Operation verschlimmert hat."

Wer bessert nicht zufriedenstellende Operationsergebnisse wieder aus?

Komplikationen und nicht zufriedenstellende Operationsergebnisse sind in allen chirurgischen Disziplinen möglich, die Plastische Chirurgie ist davon keinesfalls ausgenommen. Das hängt mit der Komplexität der Vorgänge zusammen, die im Körper als Reaktion auf den chirurgischen Eingriff ablaufen. Trotz aller Fortschritte in der Medizin kann der Heilungsprozess bis heute nicht vollständig kontrolliert werden.

Durch eine Komplikation kann sich der Zustand des Patienten nach einer Operation verschlechtern, anstatt sich zu verbessern. Gerade in der Ästhetischen Chirurgie ist das besonders bitter, weil die Operation nicht zur Heilung einer gesundheitsgefährdenden Krankheit vorgenommen wird, sondern zur Verbesserung des Wohlbefindens.

NAGY: Kann man die Folgen von Komplikationen und ungünstigen Operationsergebnissen immer korrigieren?

KUZBARI: Nicht immer, aber in den allermeisten Fällen kann durch einen weiteren Eingriff ein für die Patienten zufriedenstellendes Ergebnis erzielt werden. Eine Korrekturoperation kann aber viel aufwendiger sein als die Erstoperation. Die Korrektur muss daher gut geplant sein.

Nur bei akuten Komplikationen wie z. B. einer Nachblutung oder Infektion ist ein schnelles Handeln erforderlich. Meist ist es besser, zu warten, bis das Gewebe abgeschwollen ist und die Voraussetzungen für eine gute Wundheilung vorliegen. Das kann in vielen Fällen eine Wartezeit von mehreren Monaten bis zu einem Jahr bedeuten. Für Patienten mit einem nicht zufriedenstellenden Ergebnis einer ästhetischen Operation kann das eine große psychische Belastung sein.

Sie führen viele Korrekturoperationen bei Patienten durch, die primär anderswo operiert wurden. Wie reagieren Patienten, die mit dem Ergebnis der Erstoperation unzufrieden sind?

Das ist eine schwierige Situation für den Patienten, aber auch für den Chirurgen, der die Korrektur vornehmen soll. Die Patienten sind nach der Erstoperation enttäuscht, ihre Erwartungen an das ästhetische Ergebnis sind nicht erfüllt worden, sie sind misstrauisch und haben Angst vor einer weiteren Enttäuschung.

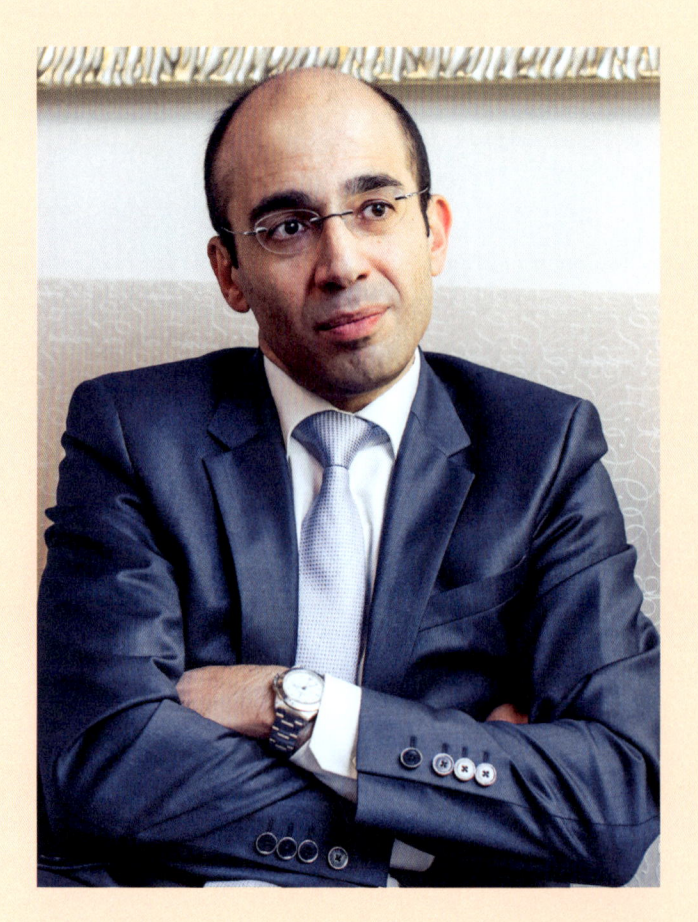

Unters Messer oder auf die Couch? — *Ästhetische Medizin und Psyche*

„Ein breites Repertoire ist für einen Plastischen Chirurgen wichtig. Wer nur einen Hammer hat, wird überall nur Nägel sehen."

Wer bessert nicht zufriedenstellende Operationsergebnisse wieder aus?

Beim Beratungsgespräch muss ich sie über den geplanten Korrektureingriff und den damit verbundenen Aufwand genau informieren. Es muss aber ebenso darüber aufgeklärt werden, dass auch bei der Nachoperation Komplikationen auftreten können und dass ein optimales Ergebnis weiterhin nicht garantiert werden kann. Bei manchen Patienten kann ich den inneren Film, der während dieses Gesprächs in ihrem Kopf abläuft, förmlich sehen: noch eine Operation, noch eine berufliche und gesellschaftliche Ausfallszeit, noch eine Komplikation, noch eine Enttäuschung …

Bei einem Aufklärungsgespräch ist es nicht leicht, das Vertrauen des Patienten zu gewinnen, gerade deshalb ist eine ehrliche Information sehr wichtig, um den Patienten auf den Korrektureingriff vorzubereiten.

Wie reagieren Ärzte bei nicht zufriedenstellenden ästhetischen Operationen, bzw. wie sollten sie reagieren?

Jeder Operateur hat gelegentlich nicht zufriedenstellende Ergebnisse, das liegt, wie gesagt, in der Natur der Chirurgie. Davon nehme ich mich keinesfalls aus. Wichtig ist in solchen Fällen, sich selbst gegenüber das Problem einzugestehen und zu analysieren. Der Patient sollte dann offen und klar darüber aufgeklärt werden. Danach ist die Korrektur zu planen. Sollte diese die Kompetenzen des Chirurgen überschreiten, muss der den Patienten an einen erfahrenen Kollegen überweisen. Leider sehe ich in der Praxis immer wieder Patienten, die mehrmals vom selben Chirurgen nachoperiert wurden und deren Zustand sich mit jeder Operation verschlimmert hat.

Eine Komplikation und eine misslungene Operation stellen für jeden Chirurgen eine besonders heikle Situation dar, vor allem wenn man das Gefühl hat, dass bei der Erstoperation alles richtig gemacht worden ist. Man sollte sich trotzdem dem Problem stellen. Keinesfalls sollte man das schlechte Ergebnis leugnen, was leider immer wieder vorkommt.

„Bei richtiger Analyse, Planung und Operationstechnik sind diese Probleme allerdings nicht zu erwarten."

Maskengesichter, Schlauchbootlippen und Mega-Brüste.

Das Image der Schönheitsmedizin in der Öffentlichkeit leidet unter extremen Auswüchsen, die man immer wieder in den Medien sehen kann. Maskengesichter, Schlauchbootlippen und extreme Oberweiten zeigen die oftmals perversen Auswüchse der verschiedenen Behandlungsmöglichkeiten. Die guten Ergebnisse ästhetischer Behandlungen sieht man hingegen nicht, weil sie natürlich wirken und unauffällig sind.

NAGY: Was denken Sie sich, wenn Sie solche „Very Operated People" im Fernsehen oder auch in Ihrer Praxis sehen?

KUZBARI: Die Menschen tun mir leid. Ihr Aussehen wurde durch einen ästhetischen Eingriff verschlechtert statt verbessert. Dadurch wurden sie stigmatisiert. Dabei kann das Fach der Plastischen Chirurgie eine so positive Veränderung im Leben eines Menschen vollbringen.

Wenn ich solche Auswüchse sehe, fange ich an, unbewusst zu analysieren, was wohl bei dem Eingriff falsch gemacht worden ist und wie man das Problem bestmöglich korrigieren könnte.

Was sind die Gründe für so offensichtlich unnatürliche Ergebnisse?

Oft liegt es an der Operationstechnik. Entweder wurde die Technik nicht richtig ausgeführt, oder es wurde die falsche Technik angewendet. Die richtige Analyse des ästhetischen Problems ist bei der Planung der Operation wichtig. Auch eine stereotype Anwendung derselben erlernten Operationsmethoden ohne Anpassung an die individuellen Gegebenheiten des jeweiligen Patienten kann zu solchen unnatürlichen Ergebnissen führen.

Es liegt aber manchmal auch an den Wünschen von Patienten, die eine von der Norm abweichende Körperwahrnehmung haben. Manche Menschen wollen zum Beispiel unbedingt eine allzu volle Brust oder enorm große Lippen haben. Irgendwann finden sie Chirurgen, die bereit sind, ihre Wünsche zu erfüllen.

Wenn die Wünsche der Patienten unserem ästhetischen Empfinden widersprechen, operieren wir im Kuzbari Zentrum nicht, wohl wissend, dass der Patientenwunsch irgendwo und irgendwann von einem anderen Kollegen erfüllt wird.

Maskenhafte Gesichter entstehen meist nach falsch durchgeführten Faceliftings, aber auch übertriebenen Botulinumtoxin-Behandlungen und übertriebenen Unterspritzungen mit Füllmaterialien.

Was kann beim Facelifting schiefgehen?

Beim Facelifting werden die Gesichtszüge verzogen, wenn die Haut anstelle des tiefer liegenden Bindegewebes zu stark oder das Gewebe insgesamt in die falsche Richtung gestrafft wird. Ein Verziehen des Haaransatzes oder der Ohrläppchen führt auch zu einem offensichtlich operierten Aussehen. Wenn nur eine Gesichtsregion chirurgisch verjüngt wurde, während andere Bereiche weiterhin deutliche Alterungserscheinungen aufweisen, wirkt das Operationsergebnis ebenfalls disharmonisch. Das ist z. B. der Fall, wenn das Gesicht gestrafft wurde, nicht aber der Hals oder die Augenlider. Bei richtiger Analyse, Planung und Operationstechnik sind diese Probleme allerdings nicht zu erwarten.

Eine schlechte Botulinumtoxin-Behandlung kann zu maskenhaften Gesichtszügen führen.

Botulinumtoxin-Behandlungen können zu starren Gesichtern oder zu einer unnatürlichen Veränderung der Mimik führen. Hier gilt es, die individuellen Gegebenheiten des Patienten zu berücksichtigen und nicht unflexibel bei jedem Menschen das gleiche erlernte Behandlungsschema anzuwenden.

Minimal-invasive Behandlungen wie Unterspritzungen mit Hyaluronsäure oder anderen synthetischen Füllmaterialien erfordern ebenso Fingerspitzengefühl wie Augenmaß. Völlig unnatürliche „Wasserspeiergesichter" entstehen, wenn versucht wird, durch Filler-Unterspritzungen eine deutlich erschlaffte Gesichtshaut minimal-invasiv durch Volumenzusatz zu straffen. Ein gut ausgeführtes chirurgisches Facelifting ergibt in diesen Fällen zweifelsohne das viel bessere, natürliche Aussehen.

Maskengesichter, Schlauchbootlippen und Mega-Brüste.

Es kommt offenbar auf ein breites Repertoire des Ästhetischen Chirurgen an.

In der Ästhetischen Medizin sind die Beherrschung eines großen Repertoires und die Wahl der richtigen Behandlungsmethode für jeden einzelnen Fall besonders wichtig. Das ist ähnlich wie in der Musik. Jeder kann Noten vom Blatt spielen, man erkennt auch die Melodie, doch nur die Zusammenarbeit eines philharmonischen Orchesters bringt das Musikstück zur Virtuosität.

„Hat ein Patient eine positive Erfahrung mit der Behandlung einer Körperregion gemacht, dann ist der Wunsch nach einer Korrektur anderer ästhetisch störender Regionen nachvollziehbar."

Kann der Wunsch nach Schönheit süchtig machen?

In der Internationalen Klassifikation psychischer Störungen[40] wird das „Abhängigkeitssyndrom" als Diagnose beschrieben. Denkt man an „Sucht", so assoziiert man zunächst Alkohol- oder Drogenabhängigkeit. Es gibt aber auch nicht substanzbezogene Abhängigkeiten wie PC- und Internet-Abhängigkeit, Spielsucht oder Kaufsucht.

Typische Symptome eines solchen Suchtverhaltens sind eine zunehmende Einengung des Interessenspektrums, der Drang, die Frequenz der Erfahrungen zu erhöhen, eine gewisse Toleranzentwicklung sowie psychische Entzugs- bzw. Stress-Symptome, wenn längere Zeit keine Entladung möglich war.

Bei Piercings und Tattoos konnte auch schon ein Suchtverhalten festgestellt werden. Beides sind zunächst Modeerscheinungen, um die eigene Attraktivität zu steigern oder sich einer sozialen Gruppe zugehörig zu fühlen. Um zu provozieren und aufzufallen, muss man sich schon härterer „Bodymodifikationen" bedienen: Brandings (Brandnarben), Implants (Implantate unter der Haut) oder Fleischtunnel (Piercings, die immer weiter gedehnt werden).

Problematisch werden Piercings und Tattoos, wenn hinter dem Wunsch nach Körperschmuck tiefer gehende Motive stecken, wie z. B. die Sehnsucht nach erhöhter Körperkontrolle. Ist die Psyche im Ungleichgewicht, soll zumindest der Körper kontrolliert werden. Oder es besteht der Wunsch, sich wenigstens durch den Schmerz ein bisschen selbst zu spüren. Depressionen können ebenfalls überdeckt werden – jeder depressive Schub wird durch ein neues Tattoo oder Piercing abgewehrt. In solchen Fällen kann Körperschmuck zur Sucht werden, seelische Probleme werden durch neue Bildmotive oder Schmuckstücke kompensiert, aber nicht gelöst. Solche Grundprobleme bedürfen zur Heilung einer begleitenden Psychotherapie.

NAGY: Können auch Schönheitsoperationen zur Sucht werden?

KUZBARI: Eine Sucht kennen wir nicht, wir merken aber, dass nach der ersten gelungenen ästhetischen Operation die Hemmschwelle für weitere solcher Operationen sinkt. Auch nach der ersten Botulinumtoxin- oder Filler-Behandlung fällt dem Patienten die Entscheidung für weitere minimal-invasive Behandlungen nicht mehr schwer. Die Erklärung für diese Verhaltensänderung liegt auf der Hand: Man hat die positiven Auswirkungen von ästhetischen Eingriffen auf die Psyche erlebt – ein schöneres Spiegelbild, die positiven Reaktionen der Mitmenschen, das gestärkte Selbstbewusstsein. Diesen guten Zustand will man erhalten. Aus meiner Sicht hat dies nichts mit einem Suchtverhalten zu tun. Man wird ja auch nicht nach Schifahren, Badeurlaub oder Wellness süchtig.

Kommen Patienten, die auf den Geschmack gekommen sind, wieder, um sich auch andere Körperteile verschönern zu lassen?

Ja, aber der Grund dafür ist nicht, dass die Menschen abhängig geworden sind, sondern dass die Altersveränderungen oder die Gewebserschlaffung meist nicht nur eine einzelne, sondern mehrere Körperregionen betreffen. Das ist z. B. bei stark übergewichtigen Patienten nach massiver Gewichtsabnahme der Fall. Es erschlafft nicht nur die Bauchhaut, sondern auch die Brust, die Oberschenkel und auch das Gesicht.

Hat ein Patient eine positive Erfahrung mit der Behandlung einer Körperregion gemacht, dann ist der Wunsch nach einer Korrektur anderer ästhetisch störender Regionen nachvollziehbar.

Ästhetische Operationen kosten Geld, sie sind nicht billig. Können sich alle Ihre Patienten die Behandlung leisten?

Nicht alle, viele Menschen müssen sich das Geld zusammensparen, auf eine Urlaubsreise oder auf den Kauf eines neuen Autos verzichten. Manche finanzieren die Operation mittels Bankkredit. Der psychische Leidensdruck bei einem ästhetischen Makel ist nicht zu unterschätzen.

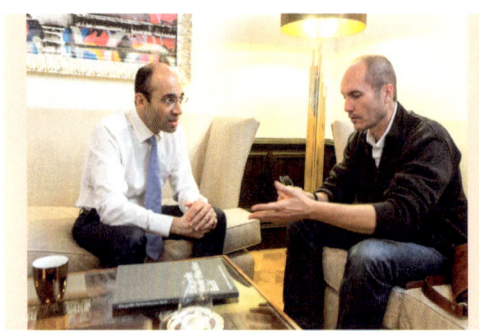

Man sollte sich die Frage stellen: Wie viel ist mir meine Schönheit wert? Dabei geht es auch um das subjektive Wohlbefinden.

Wenn Sie die Motive für einen Eingriff nicht nachvollziehen können oder auch andere Bedenken haben, ob medizinische oder ästhetische, dann operieren Sie nicht. Wie reagieren Patienten, wenn ihre Wünsche nicht erfüllt werden?

Wer zu mir in die Praxis kommt, muss leider zuvor oft mit relativ langen Wartezeiten auf den Termin rechnen. Wenn ich neuen Patienten dann beim Erstgespräch mitteile, dass ich ihre Wünsche nicht erfüllen kann, dann sind sie natürlich enttäuscht. Ich versuche, ihnen die Gründe darzulegen, dass die gewünschte Veränderung nicht sinnvoll ist oder dass die Geringfügigkeit des Problems den Aufwand einer Operation nicht rechtfertigt. Manche verstehen und akzeptieren das, andere suchen sich einen anderen Plastischen Chirurgen in der Hoffnung, ihre Wünsche erfüllt zu bekommen. Diese Situationen kommen im Alltag allerdings selten vor.

Wie sieht es mit Patienten aus, die Sie schon operiert haben? Können die leichter mit einem Nein von Ihnen umgehen?

Zu Menschen, die ich bereits behandelt habe, ist ein Vertrauensverhältnis entstanden. Sie wissen, dass ich in ihrem Interesse handle, wenn ich ihnen von einem Eingriff abrate. Dadurch erreiche ich sie auch viel besser.

Gelingt es Ihnen, Patienten mit gestörter Wahrnehmung ihres eigenen Körpers an Psychotherapeuten zu verweisen?

Manchmal gelingt das, vor allem dann, wenn das Vertrauen gegeben ist. Oft gelingt es aber nicht, weil es Vorbehalte gegenüber allem gibt, was mit „Psycho…" zu tun hat. Außerdem würde es auch bedeuten, dass man sich von einem Denk- und Verhaltensmuster trennen oder eine langjährige Neurose aufgeben müsste. Heilung kann auch Angst machen.

„Mit den Methoden der
Ästhetischen Medizin
haben wir heute die Möglichkeit,
den Körper äußerlich zu verändern
und diesen gewissermaßen mit der
Psyche in Einklang zu bringen."

Unters Messer oder auf die Couch?

In der Plastischen Chirurgie geht es vordergründig um die Veränderung der Körperform. Patienten kommen in die Praxis, weil sie einen erworbenen oder angeborenen äußeren Makel beheben oder weil sie äußere Zeichen des Alterns beseitigen lassen wollen. Dabei geht es an sich gar nicht um die Korrektur der großen Nase, der erschlafften Haut oder der deformierten Brust, dahinter steckt der Wunsch nach einer Minderung der damit verbundenen Beeinträchtigung des psychischen Wohlbefindens. Körper, Geist und Seele sind eben eng miteinander verbunden.

Der römische Dichter Juvenal schrieb die satirisch gemeinten Zeilen: „Orandum est, ut sit mens sana in corpore sano."[41] Das bedeutet: „Beten sollte man darum, dass in einem gesunden Körper ein gesunder Geist sei." Damit meinte er nicht, dass sich gesunder Körper und gesunder Geist selbstverständlich gegenseitig bedingen, sondern eher, dass man darum bitten sollte, weil das im Leben so selten vorkomme.

Fast alle Patienten haben einen guten Grund, sich unters Messer oder auf die Couch zu legen.

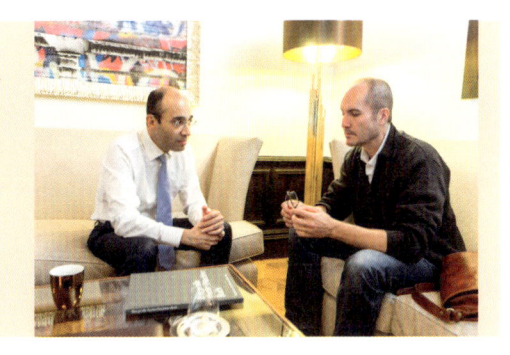

NAGY: In der Psychologie bezeichnet „Kongruenz" die Übereinstimmung von Gestik, Mimik und Verhalten einer Person. Nur wenn diese gegeben ist, wird eine Persönlichkeit als echt und authentisch empfunden, das Innere eines Menschen stimmt mit dem Äußeren überein.

KUZBARI: In der Ästhetischen Medizin geht es den Patienten um eine andere Form von Kongruenz. Sie fühlen sich innerlich schön, jung und vital, ihr Spiegelbild und die Reaktionen ihrer Mitmenschen stimmen mit diesem subjektiven Gefühl allerdings nicht überein. Das kann im Alltag eine chronische Belastung für die Psyche darstellen. Patienten suchen den Plastischen Chirurgen mit dem oft unbewussten

Wunsch auf, die Kongruenz zwischen dem inneren Empfinden und der äußeren Erscheinung (wieder)herzustellen.

Mit den Methoden der Ästhetischen Medizin haben wir heute die Möglichkeit, den Körper äußerlich zu verändern und diesen gewissermaßen mit der Psyche in Einklang zu bringen.

Sie bezeichnen sich selbst als chirurgischen Handwerker, eigentlich könnte Ihnen die Psyche egal sein. Dennoch legen Sie großen Wert auf das Erstgespräch und die Anamnese. Warum ist das für Sie so wichtig?

Ich bin weder Psychologe noch Psychiater. Da in der Plastischen Chirurgie die Psyche der Patienten allerdings eine wichtige Rolle spielt, muss der Chirurg darauf Rücksicht nehmen, ohne jedoch direkt therapeutisch tätig zu sein. Das fängt beim Erstgespräch an, bei dem die Motivation für die gewünschte Operation hinterfragt werden muss. Es darf der Patient keinesfalls erwarten, dass ein ästhetischer Eingriff das richtige Mittel ist, um eine Partnerschaft zu retten oder dem Leben eine neue Wende zu geben. Auch in der ersten Phase, vor allem nach formverändernden Operationen und Gesichtsoperationen, muss die Psyche in der Interaktion zwischen Chirurgen und Patienten berücksichtigt werden.

In der Psychotherapie und im Coaching ist Kongruenz ein wesentlicher Ausgangspunkt für das Entstehen einer tragfähigen Beziehung zwischen Klient und Therapeut. Erst dadurch sind Vertrauen, Transparenz und Offenheit möglich. Das bedeutet, dass sich der Therapeut als echte Person einbringt und seine eigenen Gefühle bezüglich des Prozesses auch entsprechend ausdrückt.

Das ist auch in der Plastischen Chirurgie wichtig, denn ich kann und will nicht gegen meine Werte, Haltungen und Ansichten handeln. Etwas verstanden zu haben bedeutet nicht, damit auch einverstanden zu sein, d.h. den gleichen Standpunkt einzunehmen. Ich muss aber bereit sein, andere Standpunkte zu respektieren und nachzuvollziehen. Der richtige Grund, die richtige Absicht hinter einer Entscheidung für einen ästhetischen Eingriff müssen klar hervorkommen.

In seiner personenzentrierten Psychotherapie hat Carl Rogers neben der Kongruenz auf die Bedeutung von Akzeptanz und Empathie hingewiesen. Diese beiden Werte sind Ihnen auch sehr wichtig.

Die positive Wertschätzung, die vorbehaltlose Annahme meiner Patienten mit all ihren Anliegen ist wichtig. Patienten wenden sich vertrauensvoll an mich, weil sie ein ästhetisches Problem haben, unter dem sie leiden. Meine Aufgabe ist es, ihr Anliegen zu verstehen und mein Bestmögliches zu tun, um mit den Methoden der Ästhetischen Medizin ihr Problem zu lösen, vielleicht ihr Leid zu lindern.

Es gibt einen Psychiater, der meinte, Chirurgen seien oftmals Soziopathen oder gar Psychopathen, denn ansonsten könnten sie nicht in lebendes Fleisch schneiden. Sie klingen ganz anders, sehr empathisch.

Chirurgen sind weder Soziopathen noch Psychopathen, sie sind großteils engagierte Menschen mit hohen Idealen. Der Beruf ist aber nicht für jeden geeignet, das Operieren verlangt Entschlossenheit und eine hohe Stresstoleranz. Wenn ich einen Patienten operiere, dann konzentriere ich mich auf die Anatomie und auf das zu lösende Problem. In solchen Momenten sehe ich nicht den Menschen, die Person vor mir, sondern die Aufgabe. Doch vor und nach einer Operation ist mir das Wohlbefinden des Menschen, den ich behandle bzw. behandelt habe, ein großes Anliegen.

Es gibt Schauspieler, die z. B. eine markante Nase haben, ich denke konkret an Gérard Depardieu. Bei ihm spricht man allerdings von einem Charaktergesicht.

Hätte Gérard Depardieu nicht diese markante Nase, so wäre er wahrscheinlich auch nicht als Cyrano de Bergerac besetzt worden. Ich denke, dass ihm eine weniger markante Nase lieber gewesen wäre, doch im Laufe der Zeit hat er sich ein Image erworben, das auch seine Nase überlagert hat. Die Nase passt zum Underdog, der zum Filmstar wurde.

2015 übernahm er im Film „Valley of Love" eine Rolle mit durchaus biografischen Zügen. Gérard Depardieu und Isabelle Huppert spielen ein Paar, das schon lange getrennt ist. In einem Abschiedsbrief vor seinem Selbstmord bestellte der gemeinsame Sohn die beiden ins Death Valley. Als sie sich treffen, sagt sie zu ihm: „Du siehst gut aus." Er: „Ich hab zugenommen." Sie: „Na wenn du dich so wohlfühlst." Er: „Wie sollte ich mich denn so wohlfühlen?"[42]

Darum geht es letztendlich, um das Wohlbefinden, körperlich, psychisch und sozial. Wer sich in seiner eigenen Haut nicht wohlfühlt, der hat auch psychische Probleme, die sich auch gesellschaftlich auswirken. Die Teile greifen ineinander und ergeben ein Ganzes.

Stellt sich die Frage, ob man unters Messer oder auf die Couch soll?

Die Frage muss für jeden Menschen individuell beantwortet werden. Wer durch einen offensichtlichen ästhetischen Makel in seinem Wohlbefinden beeinträchtigt ist, soll einen Plastischen Chirurgen aufsuchen. Auch langjährige Psychotherapie lässt eine überproportional große Nase nicht kleiner werden. Eine solche Ursache für die psychische Beeinträchtigung würde durch therapeutische Gespräche nicht verschwinden.

Das Kuzbari Zentrum:
Maßarbeit statt Massenfertigung.

Das Kuzbari Zentrum für Ästhetische Medizin ist eine auf Schönheitsmedizin spezialisierte Privatklinik mitten im Zentrum Wiens. Auf über 1.800 Quadratmetern werden von einem hochqualifizierten Ärzte- und Kosmetikteam Behandlungen und Eingriffe aus den Bereichen der Plastischen Chirurgie, Dermatologie und Kosmetik angeboten. Die Klinik beinhaltet drei nach dem letzten Stand der Medizintechnik ausgestattete Operationssäle, einen modernen Aufwachraum und komfortable Patientenzimmer für den stationären Aufenthalt nach den Operationen. Gleichzeitig werden in zahlreichen Behandlungsräumen alle Leistungen der minimal-invasiven und nicht-invasiven Ästhetischen Medizin auf dem allerhöchsten Standard durchgeführt.

Kuzbari Zentrum
für Ästhetische Medizin

Seitzergasse 2–4, 1010 Wien
Tel.: +43 1 328 54 54
www.kuzbari.at

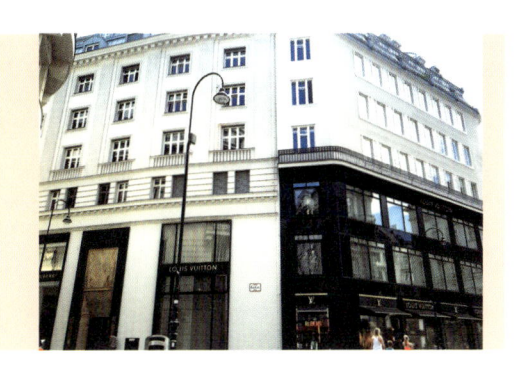

NAGY: Welche Philosophie vertreten Sie mit Ihrem Kuzbari Zentrum, bzw. welche Positionierung haben Sie?

KUZBARI: Wir bieten das gesamte Spektrum der Ästhetischen Medizin von den nicht-invasiven bis zu den aufwendigen chirurgischen Methoden auf dem welthöchsten Niveau und unter einem Dach an. Es werden bei uns nur medizinische Methoden angewendet, deren Effektivität und Sicherheit durch seriöse wissenschaftliche Studien geprüft worden sind. Die Mitglieder unseres Teams sind alle erstklassige Fachleute auf ihrem Spezialgebiet.

Wodurch unterscheiden Sie sich von anderen Anbietern?

Maßarbeit statt Massenfertigung, kompromisslose Präzision, die Leidenschaft für den Beruf, den Respekt vor der Aufgabe, das Eingehen auf das Individuelle.

Gibt es ähnliche Einrichtungen in Österreich oder in Europa?

Es gibt in Europa nur wenige auf Ästhetische Medizin spezialisierte Spitäler. Die schwedische Akademikliniken in Stockholm hat ein vergleichbares Konzept. Die Lage unseres neuen Spitals, mitten im Zentrum einer Hauptstadt, ist aber meines Wissens einzigartig.

Was ist die Besonderheit des neuen Zentrums?

Das gesamte neue Zentrum ist von Anfang an für die besonderen Anforderungen der Ästhetischen Medizin geplant worden. Die Operationssäle sind modern und entsprechenden allerneuesten medizinischen Standards.

Obwohl alle gesetzlichen Vorschriften bezüglich Sicherheit und Hygiene peinlich genau berücksichtigt wurden, kommt beim Betreten der Krankenanstalt keine Spitalsatmosphäre auf. Die Räume sind vom Star-Innenarchitekten Francesco Lopez freundlich und geschmackvoll designt worden. Alle Möbel sind Sonderanfertigungen, um die Ansprüche an Funktionalität und Ästhetik bestmöglich zu erfüllen.

Selbst die Krankenzimmer bieten viel Komfort mit Unterhaltung durch den Streaming-Dienst Netflix über feinste Bettwäsche bis zum Catering vom Park-Hyatt-Hotel.

Die Nähe zum behandelnden Ärzteteam sorgt für eine komfortable und lückenlose Vor- und Nachsorge. Die Patienten bewegen sich in gewohnter Umgebung vom ersten Beratungsgespräch über die Operation bis hin zu den Kontrolluntersuchungen.

Wichtig ist auch die Sicherheit. Wie sorgen Sie dafür?

Die Sicherheit bei minimal-invasiven oder invasiven Eingriffen ist immer dann gegeben, wenn drei Faktoren kombiniert werden: exzellente Qualität des medizinischen Teams, modernste Technologien und Zeit für den Patienten. In allen drei Bereichen setzt das Kuzbari Zentrum für Ästhetische Medizin neue Maßstäbe. Die Überwachung nach den Operationen erfolgt im modern eingerichteten Aufwachraum und auf der Bettenstation durch das speziell ausgebildete Pflegepersonal sowie den diensthabenden Facharzt für Anästhesie.

Was macht die exzellente Qualität aus?

Letztendlich die herausragende Kompetenz der behandelnden Ärzte.

Danksagung

Eine Buchseite reicht nicht aus, um alle Menschen zu nennen, denen ich zu Dank verpflichtet bin:

Meinen Eltern und meinen Großeltern, denen ich alles verdanke.

Meiner Frau und meinen Kindern, die immer liebevolles Verständnis für die manchmal verzehrende Leidenschaft für meinen Beruf haben.

Meinen Geschwistern, die ständig an mich geglaubt haben.

Meinen chirurgischen Lehrern, die in mir die Liebe für die Plastische Chirurgie geweckt haben.

Allen Mitarbeitern des Kuzbari Zentrums, die es durch viel Einsatz schaffen, meinen stressigen Alltag angenehm zu gestalten.

Allen Ärzten im Kuzbari Zentrum für die ausgezeichnete und inspirierende Zusammenarbeit.

Meinem wirtschaftlichen Partner Dr. Stephan Baszler, der es mir durch sein umfassendes kaufmännisches Können ermöglicht, mich auf die Medizin und meine Patienten zu konzentrieren.

Nicht zuletzt meinen Patienten für ihr Vertrauen und ihre Wertschätzung, die ich immer zu würdigen weiß.

Besonders hervorheben möchte ich jene Patienten, die mit Thomas J. Nagy sehr persönliche Gespräche geführt haben, welche wir als Fallgeschichten in anonymisierter Form veröffentlichen durften.

Kooperationspartnerübersicht

#1 IM NICHT-INVASIVEN BODYCONTOURING

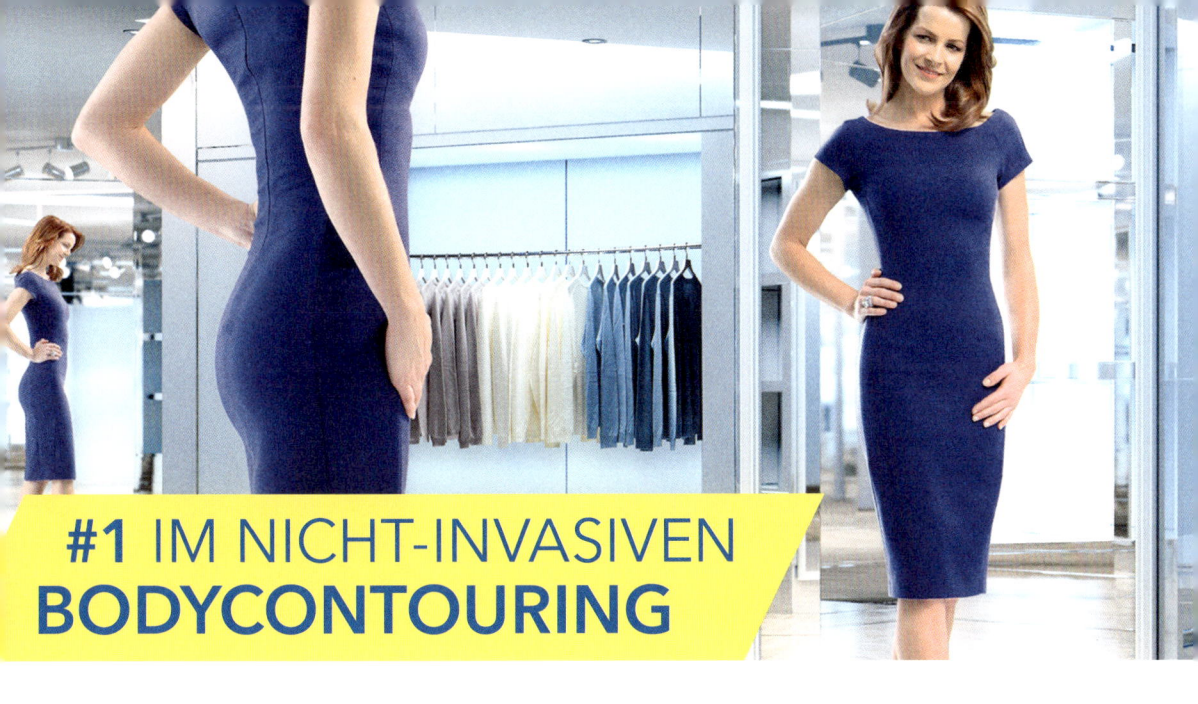

CoolSculpting® ist das weltweit führende Verfahren zur nicht-invasivenFettreduktion. Bereits über 4 Millionen Patienten wurden erfolgreich behandelt.

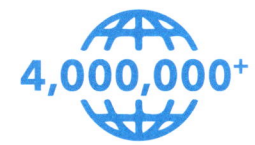

4,000,000+

Mit **gezielter Kälteeinwirkung** werden unerwünschte Fettdepots schonend - **ohne operativen Eingriff und Ausfallzeiten** - entfernt.

- ✓ Nicht-invasiv
- ✓ Ohne OP, ohne Ausfallzeit
- ✓ FDA zertifiziert
- ✓ Schonend und sicher
- ✓ NEU: Fettreduktion in nur 35 min mit CoolAdvantage™

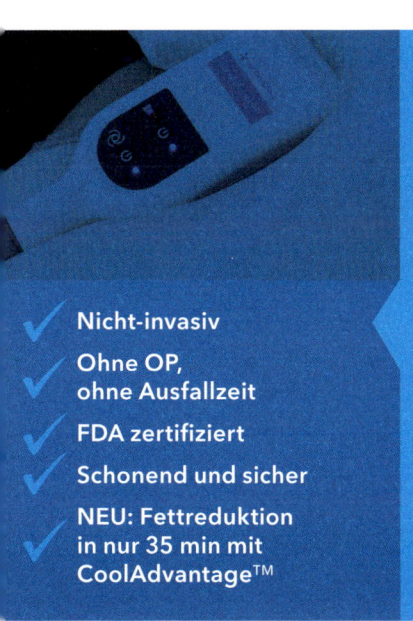

Wie funktioniert CoolSculpting®?

Der Applikator wird auf die zu behandelnde Problemzone gebracht. Dieser bewirkt eine kontrollierte Kühlung des Fettgewebes. Da Fettzellen sehr empfindlich auf niedrige Temperaturen reagieren, setzt ein allmählicher, natürlicher Abbau der Fettzellen ein. Es kommt zu einer deutlichen Fettreduktion. Die Hautoberfläche sowie das umliegende Gewebe werden dabei geschont, es werden keine Narben gebildet.

Das CoolSculpting® System verfügt über integrierte Sicherheitsmechanismen wie den patentiertenFreeze Detect™ Sensor, die Patienten sind so optimal geschützt. Während der Behandlung können die Patienten lesen, schlafen oder arbeiten und direkt im Anschluss ihrem normalen Alltag folgen. Es gibt keine Ausfallzeit. Das Resultat ist nach etwa 3 Monaten sichtbar und ist langanhaltend.

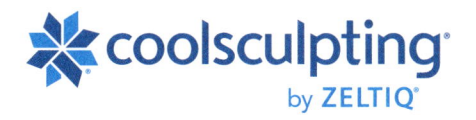

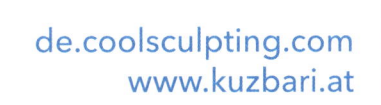

coolsculpting® by ZELTIQ®

de.coolsculpting.com
www.kuzbari.at

GALDERMA

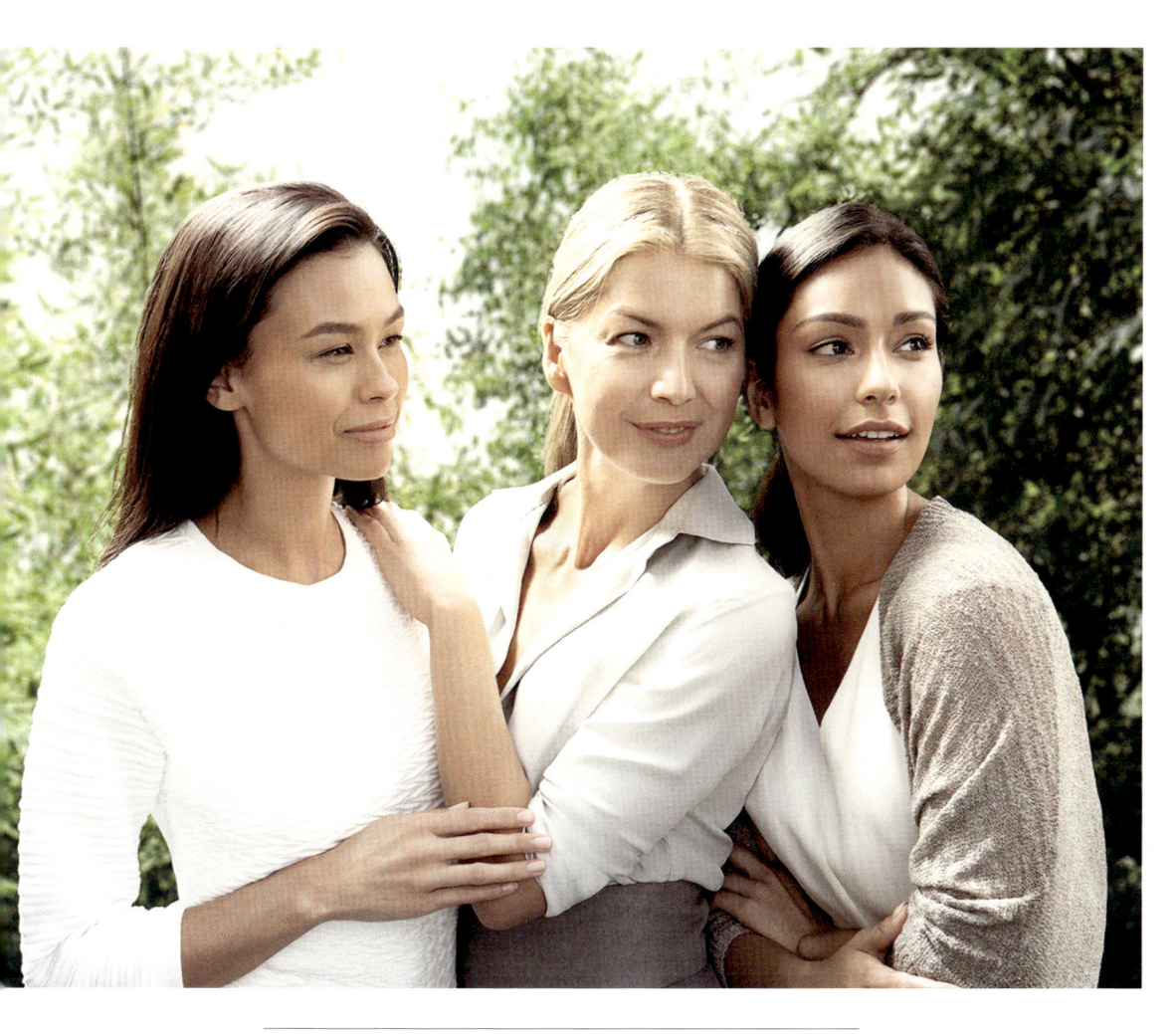

Der Wunsch nach einem authentischen und natürlichen Aussehen ist universell.

alderma ist ein globales pharmazeutisches Unternehmen mit Fokus auf die Dermatologie. Wir entwick- innovative medizinische Lösungen und stehen Ärzten und Apothekern auf der ganzen Welt helfend d beratend zur Seite.

it über 30 Jahren konzentrieren wir all unsere Ressourcen auf ein Ziel: innovative medizinische Lösungen der Dermatologie zu bieten, die den Anforderungen der Patienten und ihrer behandelnden Ärzte ge- cht werden.

besonderer Schwerpunkt liegt auf ästhetischen und korrigierenden Produkten gegen die Hautalterung. rch die Akquisition von Q-Med im Jahr 2011 verfügt Galderma über ein breites Filler Portfolio und eine ihe von hochwertigen Hyaluronsäureprodukten. Die Restylane Produkte gibt es schon seit 20 Jahren d wurden über 28 Millionen mal angewendet.

eitere Informationen finden Sie auf www.galderma.at

Wissenschaftlich bewiesen. Klinisch geprüft.

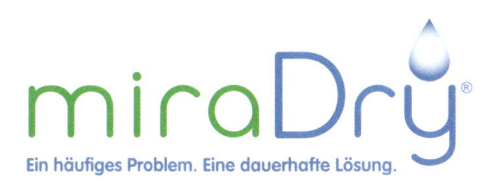

miraDry®
Ein häufiges Problem. Eine dauerhafte Lösung.

Eine dauerhafte Lösung gegen übermäßigen Achselschweiß

+ Reduktion von Achselhaar

- Einmalige Behandlung
- Sofortige und dauerhafte Ergebnisse
- Kein operativer Eingriff
- Schmerzfrei
- Sicheres ambulantes Verfahren
- Keine oder nur minimale Wartezeit für den Patienten

Erhebliche Schweißreduzierung ohne aggressive Chemikalien, Giftstoffe oder chirurgische Eingriffe

Für viele Menschen ist übermäßiger Achselschweiß eine tägliche Belastung, die nahezu alle Bereiche ihres Lebens beeinträchtigen kann. Egal, ob Angst bei der Arbeit, Scham in der Partnerschaft und in der Öffentlichkeit oder der Zwang, Kleidung zu tragen, die den Schweiß verbirgt – übermäßiges Schwitzen kann dramatische Auswirkungen auf das Gefühlsleben und Selbstbewusstsein haben. Jetzt gibt es eine nicht-invasive Lösung, die dieses Problem dauerhaft beheben kann.

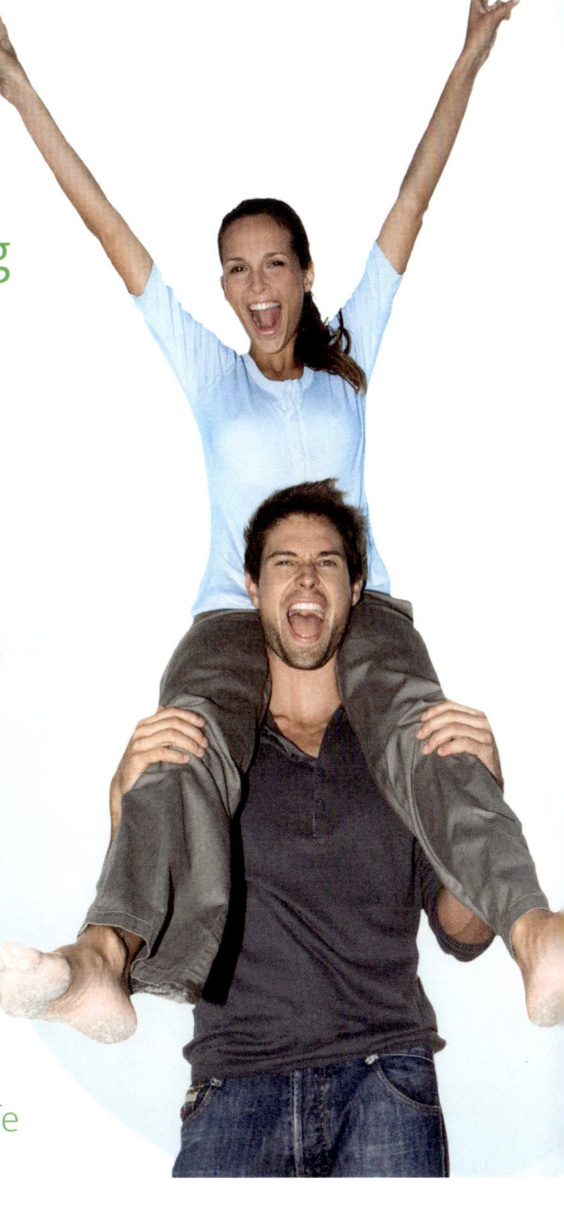

POLYTECH
health & aesthetics

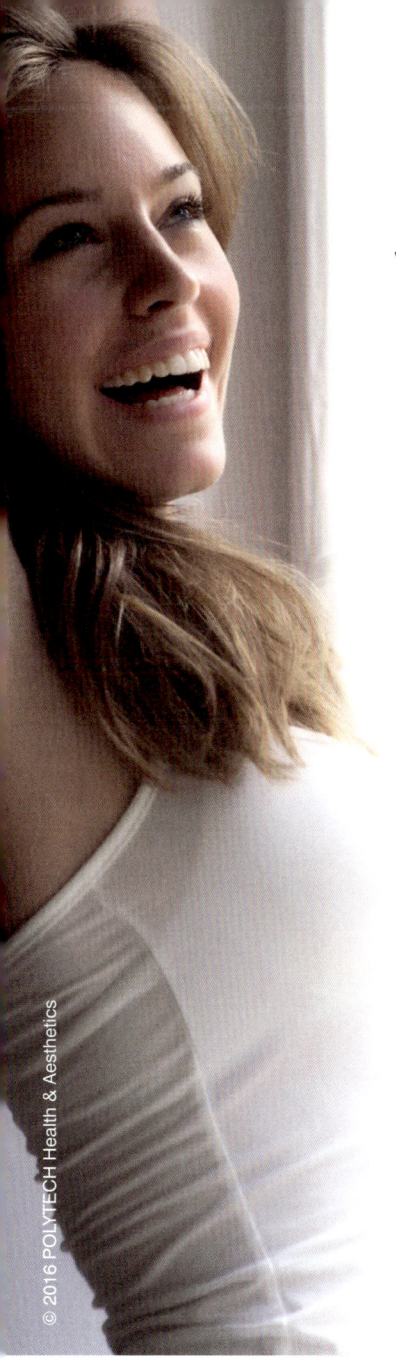

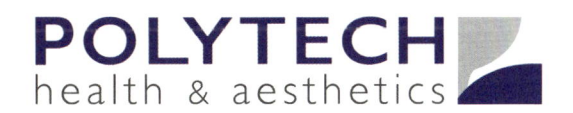

Wussten Sie's?
POLYTECH ist der einzige deutsche Hersteller von Brustimplantaten.

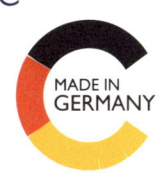

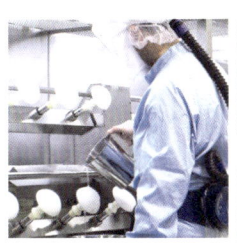

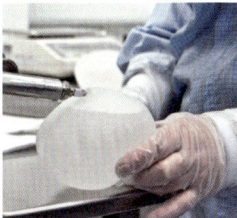

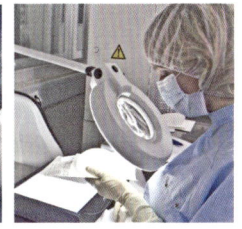

MADE IN GERMANY

www.polytech-health-aesthetics.de

© 2016 POLYTECH Health & Aesthetics

Implants manufactured by POLYTECH – QUALITY made in Germany

Das 1986 gegründete Unternehmen POLYTECH Health & Aesthetics ist europaweit der einzige Hersteller von Silikongel-gefüllten Brustimplantaten mit einer Beschichtung aus Microthane® (Mikropolyurethanschaum). Diese Implantate sind für ihre besondere Verträglichkeit bekannt. Sie werden sowohl in der rekonstruktiven als auch in der ästhetischen Brustchirurgie erfolgreich eingesetzt. Weitere Informationen finden Sie auf der Webseite von POLYTECH oder unter www.bondimed.at.

Exklusiv in Österreich bei

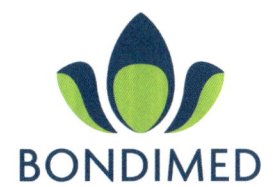

BONDIMED

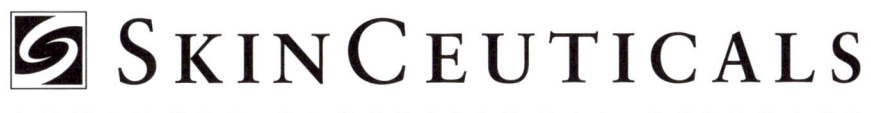

SKINCEUTICALS
ADVANCED PROFESSIONAL SKINCARE

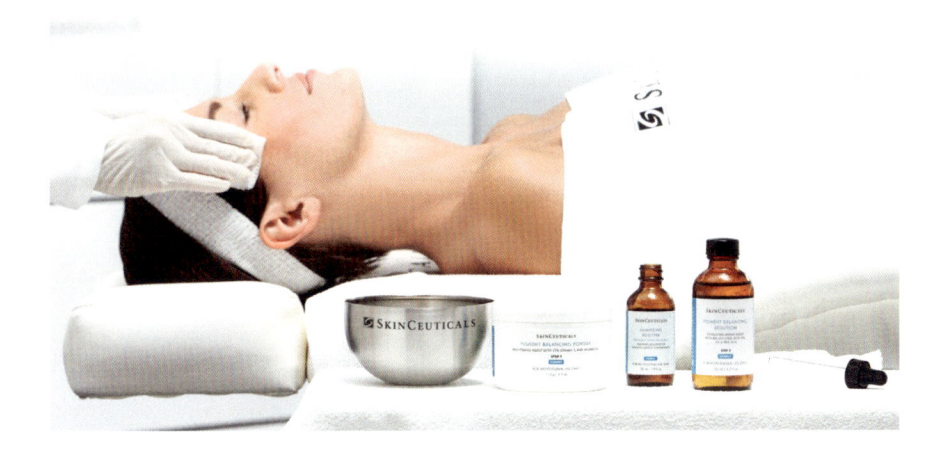

ANTIOXIDANT EXPERTE AUS DEN USA

Unsere Mission: Die Gesundheit der Haut zu verbessern

Um diesen Zweck zu erfüllen, machen wir Ihnen ein einfaches, aber wichtiges Versprechen: Professionelle Pflegeprodukte basierend auf wissenschaftlichen Erkenntnissen.

Durch jahrzehntelange medizinische Forschung haben wir **hochkonzentrierte Antioxidantien und Formeln** mit reinen Aktivstoffen entwickelt, welche nachweislich optimal in die Haut eindringen.

Als **Marke aus den USA** wird SkinCeuticals von Dermatologen, plastischen Chirurgen, ausgewählten Apotheken und Premium-SPAs verwendet und empfohlen, um die Zeichen der Hautalterung zu **korrigieren** und diesen auch **vorzubeugen.**

Erfahren Sie mehr über **SKINCEUTICALS** bei K kuzbari oder unter:

Expertentipps, Produktneuheiten, Events & Aktionen
www.facebook.com/skinceuticalsgerman

How-to-Videos, Produktinformationen
www.youtube.com/skinceuticalsgerman

Produkt- und Eventbilder, Lifestyle & mehr
www.instagram.com/skinceuticals_de

www.skinceuticals.at

Quellenverzeichnis

1. Bundesgesetz über die Durchführung von ästhetischen Behandlungen und Operationen (ÄsthOPG), Stand: 1.1.2013; Onlineversion: http://www.jusline.at/index.php?cpid=f04b15af72dbf3fdc0772f869d4877ea&law_id=960

2. „Menschen machen: Die hellen und die dunklen Seiten humanwissenschaftlicher Optimierungsprogramme", Sieben, A., Sabisch-Fechtelpeter, K., Straub, J. (Hg.), transcript Verlag, Bielefeld 2012

3. Darwin, Charles: „Der Ausdruck der Gemütsbewegungen bei dem Menschen und den Tieren"; Klassiker der Wissenschaften, Band IX, 2014.

4. Ekman, Paul: „Gefühle lesen", Spektrum Verlag, Heidelberg 2010.

5. Der „goldene Schnitt" war Forschungsgegenstand des deutschen Gelehrten Adolf Zeising (1810–1876), der sich schwerpunktmäßig mit ästhetischen und philosophischen Themen beschäftigte. 1854 veröffentlichte er seine „Neue Lehre von den Proportionen des menschlichen Körpers", worin er die Teilungsregel vom goldenen Schnitt erstmalig publizierte und in einer Formel zusammenfasste:

$$\Phi = \frac{1+\sqrt{5}}{2} = 1,6180\ldots$$

6. Marcus Vitruvius Pollio: „De architectura libri decem", 1. Jh. v. Chr.

7. Platon: „Das Gastmahl", Onlineversion: http://www.zeno.org/Philosophie/M/Platon/Das+Gastmahl

8. Altes Testament: „Samson und Delilah", Das Buch der Richter, 16. Kapitel

9. Mannes, A. E.: „Shorn Scalps and Perceptions of Male Dominance", Social Psychological and Personality Science 00(0) 1-8, 2012. Onlineversion: http://opim.wharton.upenn.edu/DPlab/papers/publishedPapers/Mannes_2012_%20Shorn%20scalps%20and%20perceptions%20of%20male%20dominance.pdf

10. Der Turiner Neurologe Enrico Morselli (1852–1929) verwendete erstmals den Begriff „Dysmorphophobie", der vom ICD-10 übernommen wurde in F22.8, F45.2

11. Honigman, R. J.: „A Review of Psychosocial Outcomes for Patients Seeking Cosmetic Surgery", PMC – US National Library of Medicine, National Institutes of Health, 2007. Onlineversion: https://www.ncbi.nlm.nih.gov/pmc/articles/PMC1762095/

12. „Michael Jackson's Nose Found in Liz Taylor's Couch", The Huffington Post, 2016. Onlineversion: http://www.huffingtonpost.com/paul-lander/michael-jacksons-nose-fou_b_9663252.html

13. Louisan, A.: „Die Lösung" aus dem Album „Unausgesprochen", 105music, 2005

14. Originalpublikation Wollmer et al.: „Facing depression with botulinum toxin: a randomized controlled trial", http://www.sciencedirect.com/science/article/pii/S0022395612000386

15. Strack, F., Martin, L. L. & Stepper, S.: „Inhibiting and Facilitating Conditions of the Human Smile. A Non-Obtrusive Test of the Facial Feedback Hypothesis", Journal of Personality and Social Psychology, 54/1988

16. Neues Testament: „Brief des Paulus an die Gemeinde Galatien", Gal 5,14

17. Tomaschek, H., Nagy, T.: „Coaching am Rande des Burnout", MeisterKlasse publishinghouse, Klosterneuburg, 2008.

18. Fromm, Erich: „Haben oder Sein", Verlag Carl Ueberreuter, Wien 2006.

19. Samyutta-Nikaya ist eine aus 2889 Suttas bestehende Sammlung von Texten im Buddhismus, in der über die dritte Edle Wahrheit (nirodha) steht: „Durch das Erlöschen (nirodha) der Ursachen erlischt das Leiden: das restlose Vergehen bzw. Enden, Abkehren, Abtreten, Aufgeben und Loslassen genau dieses Verlangens (tanha)", SN 56.11

20. Neues Testament, Evangelium nach Lukas, Lk 9,25

21. Die autobiografischen „Bekenntnisse" (lat. „Confessiones") schrieb der christliche Kirchenlehrer Augustinus von Hippo Regius in den Jahren zwischen 397 und 402 n. Chr. Onlineversion: http://gutenberg.spiegel.de/buch/die-bekenntnisse-des-heiligen-augustinus-510/1

22. Imam An-Nawawi: „Riyâd us-Sâlihîn" („Gärten der Tugendhaften"), Band I, SKD Bavaria.

23. Koran, Sure 24, Vers 31

24. Makumel, Roy: „Single neuron responses in humans during execution and observation of actions", PMC, US National Library of Medicine, National Institutes of Health, 27. April 2010; Onlineversion: http://www.ncbi.nlm.nih.gov/pmc/articles/PMC2904852/

25. YouTube: „It's not about the nail", https://www.youtube.com/watch?v=-4EDhdAHrOg

26. Branchenplattform „Kosmetik transparent", http://www.heute.at/news/wirtschaft/Unsere-Schoenheit-ist-uns-heuer-1-5-Mrd-Euro-wert;art23662,960238

27. WHO-Definition der Gesundheit: „Health is a state of complete physical, mental and social well-being and not merely the absence of disease or infirmity." Diese Definition wurde von 61 Mitgliedstaaten unterzeichnet und ist seit 7. April 1948 in Kraft.

28. della Porta, Giambattista: „De humana physiognomia", 1586. http://publicdomainreview.org/collections/giambattista-della-portas-de-humana-physiognomonia-libri-iiii-1586/

29. Berndorfer, A.: „Die Ästhetik der Nase", Wien 1949 in http://www.physiologus.de/nasenform.htm

30. Morris, Desmond: „Der nackte Affe", Knaur Verlag, München 1968.

31. Mallucci, Patrick: „Predictable pitfalls in augmentation and how to avoid them", 3rd International Breast Symposium Düsseldorf (IBSD), Düsseldorf 2015

32. „Welchen Eingriff haben Sie bei Ihrer Schönheits-OP vornehmen lassen?", Statista 2016, http://de.statista.com/statistik/daten/studie/39227/umfrage/schoenheits-ops---haeufigste-eingriffe/

33. „Anzahl chirurgischer Brustvergrößerungen* weltweit in den Jahren 2010 bis 2015", Statista 2017, https://de.statista.com/statistik/daten/studie/583858/umfrage/anzahl-chirurgischer-brustvergroesserungen-weltweit/

34. „Anzahl an Brustvergrößerungen* in ausgewählten Ländern im Jahr 2015", Statista 2017, https://de.statista.com/statistik/daten/studie/258341/umfrage/laender-mit-den-meisten-brustvergroesserungen/

35. „40.000 Schönheitsoperationen pro Jahr in Österreich", Science.ORF.at, http://sciencev1.orf.at/science/news/113139

36. „Die Lucona-Affäre", Mein.Österreich.info. Online-Abfrage: http://www.mein-oesterreich.info/geschichte/lucona.htm

37. Li G, Warner M, Lang BH, Huang L, Sun LS: Epidemiology of anesthesia-related mortality in the United States, 1999-2005. Anesthesiology 2009; 110:759-65

38. „Unfälle mit Personenschaden 2015", Statistik Austria, http://www.statistik.at/web_de/statistiken/energie_umwelt_innovation_mobilitaet/verkehr/strasse/unfaelle_mit_personenschaden/index.html

39. Das Buch Genesis, 2,21-22

40. ICD-10, Internationale statistische Klassifikation der Krankheiten und verwandter Gesundheitsprobleme, 10. Revision, German Modification, Version 2016 mit Aktualisierung vom 21.12.2015. https://www.dimdi.de/static/de/klassi/icd-10-gm/kodesuche/onlinefassungen/htmlgm2016/

41. Juvenal (Decimus Iunius Iuvenalis, 58–140 n. Chr.): „Satiren" X, 356

42. „Valley of Love", Deutscher Trailer, 2015. https://www.youtube.com/watch?v=MJaMRKkkHMI